國民健康系列

防治糖尿病完全手冊

洪建德 著

自序

　　1985年，懷著滿腔熱血回到自己的國家之後，就致力於糖尿病的研究。除了在台北市立陽明醫院成立糖尿病中心，從事士林、北投區的社區治療與教育之外，對於防治新知的研究與推廣，更是不遺餘力。

　　近三十年來，由於飲食西化、缺乏運動、生活緊張，國人的糖尿病罹患率大增。糖尿病是一種慢性的終身疾病，一旦罹患它，就注定必須終身與它為伍；而不像一般的小病，只要看個醫生，拿張處方，吃吃藥，兩三天就可以恢復健康。糖尿病的治療必須三管齊下，靠藥物、運動、飲食這輛三頭馬車來協力幫助病人前進。病人必須學會照顧自己，即使醫護人員不在身邊時，亦能技巧熟練地駕馭這輛三頭馬車，使病情依然能夠穩定地控制，血糖維持正常。

　　長久以來，台灣的民眾普遍缺乏知識，而且有許多不

正確的知識來自不良的醫療、不肖業者的誇大宣傳。因此街頭巷尾的訛傳、三姑六婆的偏方特別多。這些不正確的知識，小則延誤治療的時效，大則剝奪人們寶貴的生命，所以我們不能視若無睹、任其氾濫成災。而一本正確的、有系統的糖尿病指引手冊，正可為糖尿病點起一盞明燈。

　　有鑑於此，我將十幾年來在台灣一點一滴研究出的成果，撰寫編纂成書，相信它能夠對糖尿病患有所幫助。這是一本範圍廣泛，涵蓋從預防到治療的書。它談及罹病原因、治療的方法、胰島素、併發症等問題。內容深入淺出，不但是糖尿病患自我照顧的指引，也是我們用來預防糖尿病及照料糖尿病病患的參考書。但願藉由此書的發行，能使更多的人受益，這也是我最大的期盼。

洪建德

目次

進階篇　自我照顧技能

初級篇
基本求生技能

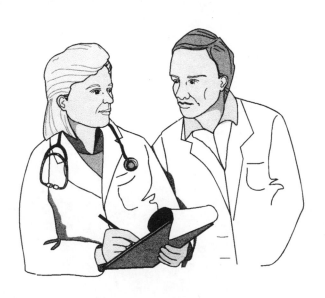

1 為什麼是我？

越來越流行

想起三、四十年前過的苦日子，再看到現在的人在生活上的顯著改善，真的不禁感歎，今天人們面對的已經不再是營養不良的問題，反而是因為吃得太好造成的營養過剩問題，也因為這個原因，造成糖尿病患人數大幅增加。根據我在澎湖的研究調查發現，國內居然有14%的流行率，可見糖尿病已經不是少數人的疾病了。

糖尿病可分兩型，第一型是胰島素依賴型，由自體免疫機轉引起，國內病患則主要屬於因肥胖而引起的第二型，又叫胰島素非依賴型糖尿病。大家可能不知道，體重是導致糖尿病的一個重要因素，當我們的體重在洋人標準中還算正常時，其實得糖尿病的危機已一步步地悄悄逼近了。

第一型糖尿病的特色

第一型糖尿病人發病的時候,就需要胰島素的治療;與第二型的病人不一樣就是第二型糖尿病人是慢慢發病的,所以何時發病,常常不明顯,而第一型的糖尿病,它非常明顯。第一型糖尿病在有一些國家很多,有一些國家很少,在東亞的南韓、日本、中國大陸、台灣以及東南亞國家,都非常的少。英國全人口大約有0.25%的人有第一型糖尿病,是屬於比較多的國家。不過一樣在英國北方的蘇格蘭,也比南方的英格蘭來得多。而另外一個更多的國家是芬蘭,芬蘭每一年發生的糖尿病,就比日本來得大35倍。

除了國家不同之外,也有季節上面的不同,通常在春天的時候,會下降,然後在秋天及冬天的時候,會有一波上升,是否與溫度有關係呢?曾經也有人用老鼠比照地理的分布來作一個實驗,發現類似北歐以及芬蘭等等比較寒冷的地區,第一型糖尿病發生率,就比較高,相對地在赤道附近的國家,以及溫暖地區的國家,就比較少;同時發現冷室中的老鼠較易發生,可是這並沒有辦法解釋所有的情形,因為同樣緯度的加拿大,就不會比北歐來得多,而且有一些國家像芬蘭跟蘇格蘭一直在上升,可是美國卻沒有這樣明顯的現象,因此第一型糖尿病發病的原因,事實上還是不明確的。

發病的人較年輕，除了10%是比較老的人之外，通常是發生在年輕人，年輕人又以11~13歲來得多，剛出生的孩子比較少，因此在台灣有很多人以為小孩子的糖尿病，就是所謂先天遺傳，這是錯誤的，因為事實上第一型糖尿病遺傳的機會，大約只有3到5％而已，反而是第二型的糖尿病在台灣遺傳的機率大約有一半，因此不是年輕發生的病，就跟遺傳有相關，第一型糖尿病就是其中一個例子。由於它發病得早，使得人們對於它的病因特別投以許多的研究與關注，目前有的結論是慢性的自體免疫障礙，導致胰臟B細胞的破壞，當破壞到某一個程度，驟然減少胰島素分泌功能的時候，糖尿病也就產生了。

第一型糖尿病的臨床

　　第一型糖尿病，在英語系國家，還會談到所謂蜜月期，事實上，蜜月期是第一型糖尿病的人偶爾治療會減少胰島素，或者是不用胰島素，這主要的原因就是因為胰島的破壞進行到某一個程度沒有繼續再破壞時，有時候會好一點點，而繼續再破壞的時候，又會繼續惡化下去，所以這是一個疾病的自然過程而已。尤其是在1972年德國發明人工胰臟之後，使初得第一型的糖尿病人，在正常血糖之下度過好幾天。在1970年代有相當多的論文顯示，在正常血糖治療之後，常常會回復很多胰島素的功能，甚至於暫

時緩解，不用再打胰島素，因此個人對第二型糖尿病，以及第一型糖尿病的主張，把正常血糖帶進台灣本土才有可能使很多人，能夠暫時不用藥，這就是理論與實務的配合。

第一型糖尿病人，由於血糖起伏嚴重，因此它的症狀會比較明顯，比如口渴、多尿、體重減輕、疲倦，還有一些比較不嚴重的現象，像抽筋、便秘、眼睛模糊、螺菌感染、皮膚感染，甚至於發生酮酸血症，還會有惡心嘔吐、頭昏腦脹以及肚子痛，這時候可能就要馬上送醫治療，因為酮酸血症是危險致命的急症，沒有治療會迅速死亡。在台灣以及一些民風比較落後、教育比較不普及的地方，常常會得了第一型糖尿病，而不加以胰島素治療或者胰島素治療自己中斷，或者因為其他的原因而中斷胰島素治療，比如說丟掉、搬家、旅行等，常常是引起酮酸血症死亡的重要原因。

剛剛得到糖尿病的時候，是沒有症狀的，也沒有什麼併發症，而神經病變常常在五年之後發生，接著就是視網膜的病變跟腎臟病變。而第一型糖尿病與第二型糖尿病，最大的差異就是第一型糖尿病的人，大部分死於腎病變，而第二型糖尿病卻有接近1/2的人死於心臟血管病，假如再加上腦中風的話，甚至於可以達到70%以上，這其中的差異，大家不難想像。第二型糖尿病，常常與肥胖、高血

脂、高血壓有關係，因此糖尿病再加上這幾個因素的話，就是心臟疾病跟腦中風的危險因子。第一型糖尿病在幼年的時候，就遽然得病體重下降，因此極少部分是肥胖的，也不容易肥胖。第一型糖尿病人與非糖尿病的病人來講，有4到7倍的死亡率，尤其是在心臟血管疾病跟腎臟疾病上，因此在先進國家，雖然治療比台灣普及，尚有這些現象，最重要的原因就是血糖的控制，還沒有到達正常人的水準，而這就是醫學上現在正在努力的目標。

第二型糖尿病的特色

第二型糖尿病在1980年代，曾經稱為非胰島素依賴型病，在更早稱為成人型糖尿病，從名字就可以了解此疾病的特色，過去為什麼會稱為成人型糖尿病？因為極大部分的病人，都是在20歲甚至是在40歲後才發生疾病。為什麼叫非胰島素依賴型糖尿病人？因為他們可以終生或者是直到罹病非常久之後，才需要胰島素治療，因此稱為非胰島素依賴型病人。在北歐或是英國，他們的糖尿病會有80~85%的人是第二型的糖尿病人；在德國大約10%是第一型，90%是第二型；而在台灣、日本跟韓國，大約是只有1%左右是第一型，其他99%是第二型。這樣子說來，是不是東亞人第一型不容易發生，第二型很容易發生呢？

沒錯！因為從亞洲移民到英國的人，就非常容易得到

糖尿病，尤其是移民最多的巴基斯坦、印度等南亞的人，這些得到糖尿病的機會，比當地的白人多了好幾倍，而日本人移民到西雅圖之後，也被發現比本土的日本人多了好多糖尿病的病人，世界上第二型糖尿病最多的地方以及人種，是美國的匹瑪印第安人，他們在十九世紀的時候，沒有聽過有糖尿病，生命統計上也沒有糖尿病，因為那時候，他們是畜牧打獵農耕的生活，現在的匹瑪印第安人，跟在亞利桑那州與墨西哥交界地的原住民，有著同源的種族，可是他們現在過的卻是不同的生活型態，墨西哥的這些印第安人，過的還是比較原始的生活，而美國的這些印第安人，在二十世紀迅速的西化下，喝可樂、吃麵包、炸雞、漢堡、而且已經不再勞動，過的是比較機械化的生活，於是糖尿病就在第二次世界大戰的時候，已經跟美國本土的人類似了。而到了1970年代，居然高達48％的人是葡萄糖代謝異常與糖尿病，不過漸漸地下個世紀這些人死亡之後，又會改變他們的人種基因庫，容易得到糖尿病的基因絕嗣，而不容易得到糖尿病的就存活下來，這與過去祖先的存活剛好相反，因為印第安人以及亞洲人，在過去經過冰河與饑荒的洗禮之後，比較不能夠忍受饑荒的就死亡，而能夠非常有效率的應用儲蓄糖分的人，就存活了下來，這些經過工業化之後，顯然是從優勢成劣勢，這也正是知道為什麼匹瑪印第安人在過去冰河時期，能夠忍受從亞洲

經過阿留申群島、加拿大，一直到美國南部定居的原因，而饑餓的洗禮使得能夠儲蓄熱量忍受饑餓的人存活下來，可是一旦熱量變多運動變少，當時存活下來的好基因，就相對變成壞基因了，因此第二型糖尿病的特徵，在都市化的地方會比非都市化的地方來得多，而現代化多罐頭、食用油脂、油炸的食物、多喝可樂、汽水，飲料多的地方，含糖食物增加的地方，自然流行率就增加了。

解剖肥胖及第二型糖尿病之謎

是不是這些過去沒有錢，在西方殖民之下的地區，由於最近工業化了，醫療進步、公共衛生進步、所以才增加糖尿病呢？經過流行病學的調查，有一些是有一些卻不是，因為同樣年齡層相比，也是比西方國家得病率還高，發生率也高。我們再細細地劃分，在東亞國家，根據我在1984年的研究發現，得到糖尿病的身體質量指數22左右就得病，而日本、韓國也是有類似的情形，因此以西方國家身體質量指數都達到30才得病的情形，真的不可同日而語，可能比我們多增加了70%~80%才會得病，因此雖然在西方國家與東方國家一樣，都是肥胖之後才容易得病，可是東亞國家的民族，卻不能忍受一點點發胖就容易得病。我們祖先是非常節約的民族所以才能生存下來，因此為什麼我在14年前回國就一直推廣，我們生活不要迅速西

化，要保持我們原來傳統的飲食，比如觀光事業，不要造成更多的人來到台灣覺得沒有什麼特別，當然觀光客就減少，旅館餐飲業失業的人就增加，要保持自己的特色，才能夠有自信，才能夠贏得別人的尊重，一方面也是因爲吃西化的食物，油脂、糖分增加是心臟血管及糖尿病的原因，沒有得到病發胖也是70%以上的女士減肥的原因。

　　第二型糖尿病在深究爲什麼會得病，最主要就是運動減少之後身體的脂肪組織漸漸地存積起來，而脂肪組織是需要胰島素的，因此身體就需要用更多的胰島素來維持正常血糖、血脂肪及蛋白質的代謝，問題是人體的胰島素卻沒有辦法永遠增加；因爲身體的補償越來越增加，運動越來越減少，食物越來越多，可能會增加三倍四倍，直到無法增加的時候，身體的血糖就高了起來。因此，第二型糖尿病的致病原因，最重要的就是胰島素沒有辦法繼續再分泌；另外還有一個原因，是當血糖越來越高，相對的我們要用比較多的胰島素才能維持正常血糖，這就表示說身體對於胰島素的作用敏感度降低了，因此敏感度降低與分泌不足，是第二型糖尿病發生的原因。

　　很多人會忘記第二型糖尿病與遺傳有關，在西方國家常常是父母親有糖尿病的機會是30%~40%，而父母親有糖尿病會遺傳給兒女，第二型糖尿病的機會是25%，可是在台灣這個數字是比較高的，會比較高的原因可能跟我們

的遺傳是相關的,遺傳上面它還具什麼特色呢?就是在同樣一個家族或同一個人身上,糖尿病、高血壓、高血脂、肥胖、心臟血管疾病以及尿酸痛風常常是相關的,而且這些人的死亡原因60%以上都與心臟血管病相關,因此,在西方國家糖尿病人大約會減少5~10年的平均壽命,而且整個死亡率會增加2~3倍。

而在台灣根據初步的資料顯示,台灣第二型糖尿病人的併發症與死亡率大於先進國家,最重要的原因是台灣的血糖控制參差不齊,大部分的病人都是沒有控制,而控制好的病人也在10%以下,而所謂「好」,在先進國家也只是「良」而已,而沒有辦法到「優」的標準,所謂優的標準就是飯前血糖70到110,飯後血糖在140。

第二型糖尿病還有另外一個亞型,就是年輕型的第二型糖尿病稱為MODY,它通常在25歲以前發病,而且至少有五年不用胰島素,只用口服藥以及運動治療就可以,在實驗室上面,檢查並沒有發現與IDDM相關的HLA標識,這是人體白血球抗體或者是身體有任何自體免疫的現象,通常白種人MODY是比較少黑人比較多,黃種人也有而且通常是顯性遺傳,也就是父母親有一位MODY的話,孩子每一位都會有MODY,有一些MODY的家族,他們比較不容易得到微細血管以及大血管病變,可是並不是所有的個案都是這樣,他們之間的差異非常大,不過在

治療上面，年輕人就得到糖尿病通常要比較小心，盡量用胰島素治療。不過在台灣，由於大家對胰島素使用並不很熟悉，也因為衛教沒有教好病人的基本知識，以及病人對於胰島素受到許多道聽塗說的影響，造成病人對胰島素有抗拒性或者剛開始就拒絕使用，因此在台灣MODY病人以及第一型糖尿病人，因為沒有胰島素治療而造成的急性併發症很多，更需要投以關心。

由於糖尿病人迅速增加，許多病人沒有立即求診，延誤了醫療的時效。於是引起我開設減肥門診的念頭，希望大家在得糖尿病前未雨綢繆，開始注意自己的身體保健。門診成立後，許多求診者多是兒童、青少年，我們發現其中有1/5患有葡萄糖失耐，也就是糖尿病的前身。十年後，他們可能有一半是糖尿病患者，未來將造成何等大的社會醫療負擔及國家損失！我們怎麼能夠坐視不顧這個近在眼前的危機呢？

常言道，上醫醫國，下醫醫人，一個減肥門診畢竟只能幫助少數人，但一本書則可讓全國民眾都受益，這也是我寫這本書最大的心願。

什麼是糖尿病？

今天糖尿病已經是我們耳熟能詳的名詞，可是究竟什麼是糖尿病呢？我們知道胰臟有胰島，胰島分泌一些荷爾蒙，其中會下降血糖的荷爾蒙稱作胰島素。糖尿病起因於胰島素完全不足，或是相對不足，以致空腹時的血漿糖無法控制在正常的60~120之間。

我們怎麼知道自己是不是得了糖尿病呢？如果以成人來說，我們可以用三種標準來幫助判斷。第一，如果你的血糖濃度明顯上升超過200mg/dl，加上有多尿、多吃、多喝等較特殊的症候；或是第二，你有一次以上，空腹血漿糖值顯著上升，超過126mg/dl；第三，在葡萄糖耐量試驗中，有兩次（兩小時後及30分、60分、90分後之任何一次）的血漿糖值高於200mg/dl的狀況。

對於小孩的診斷，則以前述第一項或第二項，藉兒童的葡萄糖耐量測驗加以判斷。至於兒童的葡萄糖耐量測驗，就是以他們的體重來決定要喝多少糖量來做測試。

為什麼會得糖尿病？

我常聽到一些朋友在發福之際，往往以「君子不重則不威」來自我安慰，這個藉口聽在我耳中卻叫我心生擔憂，因為肥胖正是造成第二型糖尿病最嚴重的危險因素。

現代人物質生活充裕，飲食攝取量逐漸增加，在飽享口福之際，體重也不斷上升，如果運動不夠，身體熱量消耗自然減少，肥胖的問題就變得更加嚴重，最後大大提高得糖尿病的機率。

為什麼肥胖會導致糖尿病呢？我們知道，人進食後血中的葡萄糖就會上升，因為我們吃的食物進入消化道後會分解，碳水化合物會分解成葡萄糖，通過腸壁進入血液循環，供給身體所需的能量。血糖上升時會刺激胰島素的分泌，使細胞利用胰島素的能力增加，但肥胖的人胰島素需要量較高，他也許胰島素分泌量比一般人高一些，但是仍然不夠用。長期如此，就會造成胰島素分泌失調及敏感度降低，使身體無法有效利用葡萄糖。

上升的血糖不能進入細胞，過高的血糖就會從小便中流出去，造成尿糖，這就是糖尿病日漸嚴重的開始。

我是高危險群嗎？

有三種人容易得糖尿病：第一種人是胖子，第二種是家庭中有人得糖尿病的人，第三種是懷孕時得過糖尿病的婦女。

我在前面曾經提過，肥胖容易觸發糖尿病，因為肥胖的人胰島素促進糖分代謝的作用比較差，那麼我們怎樣知道自己算不算肥胖呢？讓我們試著檢查自己的體重合不合乎理想吧！目前台灣採納的標準體重算法，有兩個公式：

男性：（身高－80）×0.7（公斤）
女性：（身高－70）×0.6（公斤）

舉例來說，如果理想體重是60公斤，而目前體重是75公斤，那表示超過了15公斤，也就是理想體重的125％，這25％是超重的部分，超重越多，得病機率越大。

遺傳是第二種危險因子，雖然我們還不是完全明瞭糖尿病的遺傳方式，但如果你的家族中有近親，尤其是直系血親或兄弟姐妹患有糖尿病，你罹患此病的機會會比一般人高出甚多。目前的醫學研究中已經得知直系親屬遺傳的機率近半，因此糖尿病人的家人必須格外提高警覺，定期

檢查，才能早期診斷、早日控制。

　　第三種高危險群是懷孕時候，被診斷有糖尿病的女性；這種妊娠性糖尿病是懷孕婦女特有的疾病。懷孕時血糖不正常的婦女，將來得糖尿病的機會會比懷孕時候血糖正常的人高。家族上有糖尿病的婦女，她們得到妊娠性糖尿病的機會也較高。

　　以上三種人都是糖尿病的高危險群，只要具備其中一項特質，得第二型糖尿病的機會就增多，若具備兩項特質，則非常有可能在這一生中得糖尿病，所以應該定期找醫師檢查，及早治療。

糖尿病有什麼症狀？

　　糖尿病的初期並沒有明顯症狀，如果不刻意去檢查的話，糖尿病是不容易被發現的。在我過去做的社區研究中，只有1/4的病人表現出症狀，另外有一半的病人不知道自己已經得病了。但我們必須了解，整個糖尿病的發展過程是漸進的。換句話說，病人不是一下子突然得病，他的病情是在不知不覺中慢慢惡化的。

　　當人的血糖逐漸上升，他身體裡面又無法充分利用時，腎臟就會忙著把無法吸收的葡萄糖排到尿液裡面，造成小便量增加，大量水分流失，結果人就會經常口渴。

　　假如細胞一直無法利用葡萄糖產生能量，人就容易感到飢餓疲倦，沒有力氣，整天提不起勁。長期如此，身體組織，尤其是脂肪及肌肉組織就會被拿來當作能量的來源消耗掉，於是人會消瘦。

　　當血糖升高超過每100毫升180毫克時，除了會出現多吃、多喝、多尿、疲倦、體重減輕等症狀外，也會有皮膚受傷不易癒合、皮膚癢、陰部癢等情形。

　　如果不及時治療，多年後將會出現白內障眼底病變等眼睛的併發症及周邊神經症狀。如：肌肉萎縮、手腳麻木、

陽痿等，甚而產生腎臟併發症導致的蛋白尿、尿毒症及心肌梗塞、腦中風等。

趁早防治併發症

　　糖尿病控制的好壞，可以決定病人得併發症的快慢，所以我們可以說，控制糖尿病的目的，就是在於預防或延緩慢性併發症的發生。我們必須了解，併發症是在身體的功能只剩下1/10~2/10時才會突然出現病痛。一旦出現，也只能治標，不能治本，這是爲什麼我們要預防併發症的原因。至於如何預防呢？就是要控制血糖。

　　糖尿病併發症影響的部位廣及全身，由於糖尿病患血糖長期升高，其血中的蛋白質會與過多的糖分結合，加速引發許多退化性的疾病。這是爲什麼文明病常一起發生。像：肥胖症、糖尿病、高血脂肪症常發生在同一個人身上，而糖尿病中有一半的人又有高血壓。他們也因爲較易罹患尿酸過高症而產生痛風或腎結石，這些文明病的作用更可能使人受創於腦中風或心肌梗塞。所以這些病應同時治療，而不是頭痛醫頭，腳痛醫腳。

　　糖尿病之併發症，急症者如昏迷，可以直接危害患者之生命，慢性併發症則對個人生命及生活品質造成巨大的傷害，連帶也造成嚴重的家庭及社會問題，所以絕對不容輕忽，病患必須了解這個問題的嚴重性，趁早就醫。

糖尿病會遺傳嗎？

　　糖尿病是不可輕忽的疾病，因為這種疾病不但會嚴重影響自己的生命品質，它與遺傳的關係也非常密切，特別是由肥胖引起的第二型糖尿病患，其子女有將近一半的機率會得到糖尿病，反而第一型的母親病患，其子女得病的機率才2%~3%；第一型的父親病患，其子女得病的機率則約6%，這都是白種人國家，追蹤子女到20歲的數據。所以第二型的遺傳性遠強於第一型，尤其越瘦的第二型病人，越容易遺傳給後代。

　　有些人或許會問：「那麼我是不是該在未得病前生小孩，以免把糖尿病傳給下一代？」我要強調的是，第二型糖尿病會遺傳，主要是因為體質的問題，而不是懷孕期間的早晚。所以不管何時生小孩，其子女得病的機率是一樣的，與得病前或得病後生小孩無關。值得一提的是，遺傳也與個別的家族有關，有些家族遺傳性較強，有些則遺傳性較弱，因此遺傳問題在不同家族中也有個別差異。

　　另外，糖尿病在直系血親裡才有遺傳的問題，媳婦、女婿、養子、養女等不是血親親屬，不會因此受到感染，與糖尿病患一起共同生活的人也不會因此得病。

可不可能根治？

得了糖尿病，還有希望根治嗎？糖尿病早期是可以斷根的，早期的第二型糖尿病人，在經過飲食治療後，不需要任何藥物治療的病例，在我們醫院就有數十人。

我在德國的時候，在人工胰臟室作研究，有幾位剛發病的第一型糖尿病人，從開業醫師處及時轉介，經過人工胰臟治療一週後，可以斷根幾年。

對於第二型的病人而言，由於發病過程極緩慢，假如在早期得病時就開始治療，有半數的病人不需用藥，也等於像斷根一樣。

再進一步惡化的病例，通常我們會給與胰島素治療，也就是採取「正常血糖胰島素治療法」。

病人在血糖正常之後，能夠回復許多的胰島內分泌功能，一部分可以減少藥量，一部分可以飲食治療。因此，努力使血糖早日回復正常，常常可以得到不必吃藥打針，就好像斷根一樣的效果。

2 誰能幫助我？

秘方無效？

在我的糖尿病門診中，有部分病人會消失一段時間，他們再來的時候，我會問他們這段時間到哪裡去了？有沒有治療？他們常會說，出國去了，或是到南部去，不方便來看病。可是從診察室病人交談中，可以側面得知，這些病人中有一部分是在本島，或去大陸尋求一些秘方治療。

自從開放大陸探親後，我們從電視、報紙等各種媒體看到大陸有好多的神仙醫師，他們能醫治許多現代醫學都無法治療的慢性病，甚至是癌症。這些慢性病可能是心臟病、高血壓、糖尿病、腦中風，有圖、照片為證，叫人不能不信。可是在我們回來的病人中，事實上沒有一個人是治療得好好的，這又是什麼原因呢？

在國際醫學會議上，到目前為止，還沒有一篇報導能用現代的統計學方法，證實在世界各角落以傳統醫學所做的藥方，對於降血糖有益處。即使你去大陸問北京協和醫學院、上海人民第一醫學院，或者到廣東詢問中山醫學院的糖尿病主任，中藥裡有沒有降血糖的藥，他們的答案也是否定的。

　　所以即使你要尋求秘方治療，血糖測試也不能停止，因為血糖沒有降下來，你無論是給神仙、給庸醫、給良醫看，都一樣會出毛病。

平衡血糖最重要的三頭馬車

得了糖尿病，我們要怎樣才能將病情控制好呢？一個先決條件是，病人了解控制的方法，且自願負起戰勝糖尿病的責任。

我們必須了解，糖尿病是一種終生的疾病，病人沒有學習如何照顧自己，在生存上就永遠會有困難；舉例來說，如果病人不知道如何適當的攝取食物，就容易導致併發症的發生。

糖尿病患必須學會自我偵測，這是糖尿病控制的一大支柱。除此之外，適當的胰島素或口服藥治療、正確的營養與足夠的運動，也是同樣重要的支柱。

用一個比喻來解釋，糖尿病患就好像是一個沒有辦法走路的人，必須靠一輛三頭馬車幫助他前進，這三頭馬分別代表飲食、運動及藥物。人並不是生下來就會駕馭這輛三頭馬車的，必須一步步學會如何使用。不會運用的病人，人生旅途便無法前進，學得好的病人，則能過與正常人一樣的生活，在人生旅途上往前奔馳。

吃藥

有部分的國人喜歡吃藥，尤其是吃「補藥」，於是過去台灣的郎中，以及現在大陸的「赤腳仙仔」，都賺了一筆。而有些糖尿病病人在發病後，只好再回到醫師那兒求醫。我們的社會教育失敗的地方，可以從慢性病治療的成果偏低、併發症發生偏高得到一個佐證。高血壓與糖尿病人在台灣只有一成的人治療得當，而有四成的人經常中斷治療，其餘五成是根本不知道自己得病了。在我的社區研究中，只有2.5%的民眾知道糖尿病的診斷方式，實在令人擔憂。

中斷治療

根據流行病學的長期追蹤研究，血壓與血糖升高，是引起許多血管疾病及早死的原因。吃藥之後，這些病人回復正常之後，會與正常人一樣。但是大多數的病人，因為不知道，以及一些道聽塗說不正確的「常識」，常常害怕面對現代醫學。訛傳中的副作用實在有如毒蛇猛獸，再加上大部分醫院不親切的作業方式，更令人卻步，所以病人會中斷治療是意料中事。其實國家要增長平均壽命，在慢性病上下手，是最快的方法，台灣電視的普及率在世界數

一數二，只要在電視上重視宣導，品質內容加強，找衛教專家協助製作，不出數年，效果應該可提高。

不當減藥

除了中斷治療外，病人還會「偷工減料」，也就是每天吃三次，自動改為兩次，甚至一次，認為這樣可以減少支出或減少「副作用」。另外，還有「智慧型」的減藥或加藥。他們自己測血糖，然後決定要加減藥。雖然我鼓勵病人自己照顧自己，但是口服藥並無法在你吃兩倍的藥來壓制大餐時，就當下發揮兩倍的作用，馬上回復正常。而是這時候所多吃的藥物累積到明天，藥效反而造成許多病友隔天低血糖，以及數日之間血糖的起伏。

補身體顧內臟

以勞保與公保的虧損而言，用掉的藥數量驚人，其實有太多情況，是國人「吃藥補身體顧內臟」的觀念在作祟。即使在腎臟已經衰褐的情況，仍然要吃一堆藥來「顧腰骨」，而一般在德國看糖尿病常只有一顆藥，在我們台灣總要再加胃藥、通血管等等的藥，琳瑯滿目，多不勝數。

正確的認知

最近又有另一種矯枉過正的趨勢，那就是已經早就要

用藥治療的。看過無數的醫師，到後來還是要求不用藥，於是身體就這樣一天天受到病魔的摧殘。

　　民眾應有正確的認知，有病應該找醫師，而且要找對醫師。現今的分工很細，各有各的專長。家庭醫師應將專門疾病轉診給專科的醫師，就以糖尿病而言，老師傅們也各有所專，這就是今天學術浩瀚的另一個例子。遇到重大案例，可多問幾個醫師的意見，但找了三個以上就未免太多了。

　　病人可以跟醫師討論病情，詢問他的治療計畫。假如找到了信任的醫師，就應讓他有機會能發揮，然後多吸收這方面的醫療常識。找醫師有點像找個參謀，你沒有去照著做，再好的參謀都沒用。假如有任何人強調他有祖傳秘方，他的藥跟別人不一樣，是不是傳統秘方只有自己山上的樹葉子才有效？假如只有秘密地試了幾個病人，也不能表示有效或安全。吃藥也應按醫師處方進行，本來一天吃兩次能降血壓，病人自己在沒有量血壓之下，就自作聰明減藥，可能會引起中風而將自己的健康逼入絕境，這是台灣老一輩病人中常有的例子。

　　在過去，醫師非常少，風氣非常閉塞，人們去看病，醫師從不說明病情，也沒有任何資訊來源，這也是造成密醫盛行、不良的治療方式、不正確用藥習慣最重要的原因。

提倡病人教育，爲的就是要建立一個好的良性循環。以糖尿病人教育來說，現在衛生署也頗爲重視，其他科別也漸漸重視，這也是當時某些人所始料未及的吧！

3 我能做什麼？

自己驗血糖

為什麼要測量血糖呢？因為血糖測定準確反應糖尿病人的病情，也是自我控制糖尿病的方法。對於需要注射胰島素的病人，學習如何測量血糖就更加重要了。

尤其是在診斷低血糖、運動時、生病時、減肥時。說得簡單一點，為了安全上的顧慮，病人非常有必要自己隨時驗血糖。

目前在家測血糖的方法是病人在手指上刺一針，滴一滴血在試紙上（市面有售），經過特定時間——通常是等一分鐘，擦去，再等一段特定時間，即可與罐上的色板比色。沒有視力障礙的病人可以估計出血糖值，也有一些小儀器能夠顯示試紙的反應，而以數字表現出來。這對孕婦及以

胰島素加強治療的病人（即多次注射治療及唧筒注射治療）特別有需要。市面上售有許多按了會自動跳出的針，可以減少針刺的恐懼感及疼痛。

遵照醫師指示服藥

「察秋毫之末，不見輿薪」是兩千兩百多年前孟子和一位諸侯說的話。這句話用在這裡對病人講也很合適，因為我們的病人常會害怕藥物的副作用，卻沒想到沒吃藥的時候，血糖過高所造成的併發症是迫在眉睫。就好像一個人，可以看到秋天動物身上剛長出來的細毛，卻看不見眼前一大車的木頭，這是從病人對藥物副作用的認知上來談照醫師指示服藥的重要。

另一部分是關於病人本身的問題，有一些老年癡呆症或年紀較大的病人，根本無法看清楚醫師或藥劑師的醫囑，也看不懂藥袋上面寫的東西。醫師也沒有很多時間向病人詳細解釋，病人若是自己一個人去看病，回去又不知道要怎麼吃藥，所以我想剛開始的時候，家屬應該要陪他們的長輩去醫院看病，才有辦法按照醫師的指示服藥。

另外還有一個原因會讓病人不按醫師指示服藥，就是他們去吃了所謂「秘方」的藥物。這些「秘方」的藥物可能有點退火的作用，可是常常對血糖沒有幫助，結果病人血糖變得越來越高，甚至已經腎衰竭或中風，才回頭去找原來的醫師，這對病人生命財產，以及整個國家健康保險制度都是很大的負擔。

注射胰島素

　　胰島素對我們有什麼用處？當我們吃了東西以後，身體裡的血糖就會上升，此時胰島中的某些細胞會分泌胰島素，進入血液循環，促進細胞利用糖分的能力。

　　胰島素就像一把鑰匙，可以打開細胞的門，使血中的葡萄糖得以進入細胞，提供我們身體活動所需要的熱能。糖尿病人體內胰島素分泌會明顯地減退，如果不加以適當的補充，輕的話，會造成身體的虧損，重的話則產生糖尿病酮酸血症，直接威脅到病人的生命，因此注射胰島素是藥物治療中很重要的一部分。

　　以第二型糖尿病人的治療而言，剛開始飲食治療重於藥物治療，但是第一型糖尿病人一發病，胰島素就顯得十分重要。在西元1922年2月胰島素未上市前，全世界的糖尿病人得了糖尿病比得癌症還要絕望，一次的酮酸血症，幾小時內就會死亡，這是現在糖尿病患者所無法想像的。

　　1930年代發明口服藥，接著陸續出現新的有效口服藥，目前胰島素更是純度精良，人工合成的人類胰島素也已普遍使用，使胰島素傳統的注射方法受到挑戰。所以說藥物治療是三頭馬車最強的一頭。其他兩頭——飲食與運動，應該配合新的藥物治療。

規律運動

　　現在的人一個比一個忙,然而忙碌真的可以作為不運動的藉口嗎?千萬不可以!任何人都應該有適量的運動,因為運動可以增加熱量的消耗,改善體內脂肪的新陳代謝,增強心臟及呼吸功能,並增進肌肉及血管張力,可以說是增進身心健康的不二法門。

　　台灣的糖尿病人大多在40歲以後發病,且多為體型肥胖,併發血管硬化的機率比一般人高,因此運動更不可忽略。藉著運動增加熱量消耗,一方面可以幫助體重減輕,改善脂肪代謝,減低併發症的發生率,另一方面,又可促進體內胰島素的生理作用,有助於糖尿病的控制,是糖尿病治療上很重要的一環。

　　糖尿病人在運動上要注意些什麼呢?一般來說,糖尿病人由於吃了口服藥或打了胰島素。尤其是後者,再加上運動,使血液循環增加,進而促進胰島素在皮下的吸收,而有血糖過低的危險,必須特別留意。

　　對大多數的糖尿病人來說,適當的運動可以使得糖尿病的控制穩定,並可以減低降血糖藥的劑量。但是運動只是醫療的一部分,必須與飲食、藥物等其他治療配合,否則會產生危險。

飲食控制

一般對糖尿病人談到飲食控制，最常見也最基本的問題就是哪些東西可以吃？哪些東西不能吃？其實我們的觀念應該建立在「怎樣吃才健康」上。今天最新的原則是，糖尿病人應與正常人一樣地吃，著重均衡的營養；唯一不同的是，要配合另外兩頭馬，就是運動與藥物。

為什麼在十九世紀以前，糖尿病人只能吃臘肥肉、血腸、石灰水，不能吃任何含有碳水化合物的食物？因為那時候還沒有藥物治療；即使到1922年發明胰島素之後，糖尿病人也只能吃15%的碳水化合物。等到1930年代之後，口服藥出現，1950年代新的口服藥使用後，更能有效治療糖尿病，碳水化合物不再那麼可怕，才提高為40%。

1970年代，美國由於解剖韓戰、越戰陣亡士兵，發現許多人已有動脈硬化的現象。有鑑於文明病的可怕，就開始全力推廣高碳水化合物飲食，正常人、高血壓、心臟病、高血脂、糖尿病人的飲食，都往碳水化合物的方向走。1986年已有58%的能量要從碳水化合物獲取，雖然1990年代又趨向只要蛋白質足量，脂肪與醣類不再訂定個別推薦量，適度吃飯已成為努力的方向。

自我照顧技能

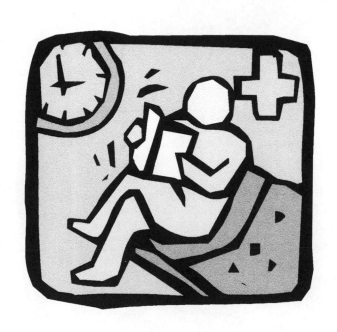

4 最新式的治療

自我照顧的理念

糖尿病是一種終身的疾病，它不像一般的小病，只要看個醫師，拿張處方，吃吃藥就沒事了。糖尿病的治療必須三管齊下，靠藥物、運動、飲食這輛三頭馬車來幫助病人前進，病人必須學習照顧自己，使醫師不在身邊時，病情仍然能夠穩定控制。

人並不是生下來就會駕駛這輛三頭馬車，沒有經驗的人，一不小心，立刻造成人仰馬翻。所以醫療團隊應該是我們駕駛這三頭馬車的教練，負責教育病人駕駛的技術，而不是因為他不會駕駛，所以就載他一段路之後，把他丟在半路上。

糖尿病容易死亡，就是因為他們不知道什麼是糖尿

病？沒有被好好教育的關係。所以，1980年世界衛生組織提出「病人教育是治療糖尿病的基石」。我們要教導糖尿病患如何照顧自己，使血糖能一直保持在理想狀態，要達到這個目標，除了要教病患自己運動、飲食、藥物治療三者互相配合，也應該指導他的家人如何照應患者，這樣才能減少個人、家庭及社會的負擔。

有了良好的教育，才能有良好的治療，有了好的治療，血糖才能夠正常，有了正常的血糖，才能保護病人有良好的「預後」。「預後」是醫學名詞，是「前途」的意思，如果「預後」不好，有可能病人明天就會死亡。

對於病人的教育，並不是單單告訴病人怎麼做就夠了，因為有時候病人並不了解你在說什麼，即使他聽懂了，也不一定會同意你說的，有的病人甚至會認為你在胡說八道。即使他同意你的教導，也不見得就能讓他乖乖地去做。尤其是中國人，知與行常是兩碼子事，要做到知行合一，即知即行，相當困難。他若是遵照指示做了，也不一定會做得正確，因為國人常常不按照醫師的處方確實執行，應該吃三次的藥，他只肯吃兩次，所以執行不一定正確。如果他能夠正確執行，切實配合，但卻沒有恆心，不能持久下去。例如：吃一個月的藥以後就不吃了，那最後仍是徒勞無功，再度發病也不足為奇了。

預防

　　我們常說預防勝於治療，可是爲什麼要做預防呢？因爲預防才能保持健康，如果等到生病才來治病，那一切都太晚了。當大家了解預防的重要性後，我們就要來看看怎麼做預防，要從何做起。

　　先說第一級預防吧！第一級預防指的是，健康的人能夠永遠保持健康，不生病。因此我們應該定期檢查血壓、三酸甘油酯、血糖、膽固醇，以及尿酸。

　　根據我在士林、北投區所做的社區研究，以及台北市老人健康檢查的資料顯示，體重是我們得糖尿病最重要的危險因子，因此，我們建議衛生主管機關，對於社區生活形態做個人及團體的行爲修正。就國人常發生的第二型糖尿病而言，我們可以做的就是盡量減少油炸物及加糖食物的攝取，還有飲食要定時定量。在休閒活動方面，則應多做戶外體力的休閒活動。

　　對於一些危險性比較高的個體，比如說家族中有糖尿病史的人，第一級預防更是重要。如果你的父母親有一個或兩個有糖尿病，或是兄弟姊妹中有人有糖尿病，這時候就必須常常檢驗血糖，注意自己的體重。因爲糖尿病是遺傳性很強的疾病，父母親只要單方面有糖尿病，子女終其一生都有一半的機會得到此病。

除此之外，若是女性在懷孕時曾經得過妊娠性糖尿病，或曾經生產下大於4公斤的巨嬰，都應該要做重點的第一級預防。換句話說，他們應該更小心地保持身體健康，避免糖尿病的發生。

　　我們常常聽到「早期發現，馬上治療」，這就是所謂的第二級預防。第二級預防強調越早治療越好，而根據我們在社區的研究顯示，糖尿病與家族病史、過去的肥胖有很大的關係。所以40歲以上的人，應該每年檢查血壓、血糖、血脂肪及尿酸，而且要繼續追蹤，並與社區醫院的醫師或開業醫師保持聯繫。

　　假如已經得了糖尿病，這時候就要預防急慢性的併發症，這就是第三級預防，所謂急性併發症可能是因為血糖過高或過低，引起臨時昏迷的現象。

　　慢性併發症是已經得了糖尿病10年以上，造成腎臟衰竭、尿毒、神經麻木、陽痿、起坐性低血壓等神經病變，或已經有心肌梗塞、腦中風的大血管性病變。

　　預防併發症最根本的道理，就是要把血糖控制在正常範圍，可是病人並不是生下來就知道什麼是血糖？什麼是正確的醫學觀？所以醫師及醫療團隊中的營養師、護士都應該要教導糖尿病患作血糖的自我偵測。病人經過自我教育，學到控制血糖的技巧與實際知識後，才有能力預防併發症的發生。醫院也可以多舉辦病人的教學活動，比如說

中餐、西餐的年節飲食示範，及日常生活中應該注意的地方，讓預防的觀念在生活教育中建立，這也是預防急慢性併發症非常簡單務實的作法。

女性的第一級預防

　　女性與男性最大的差別，在於極大部分的女性會有懷孕的機會。懷孕對於大部分的女性是一種壓力，而事實上也是一個人可能要面臨的危機，雖然不是生病，可是非常需要醫師及健康知識的幫忙。

　　從另一個角度來看，女性的懷孕說不定也是一個好處。比如說，以預防糖尿病的眼光來看，女性比男性更多一層機會可以知道，她將來是不是會得到糖尿病。根據我們最近的研究，發現女性假如在懷孕24~28週之間，血糖有偏高的情形的話，她得到糖尿病的機會就會增加。

　　這要從母體耐糖試驗開始講，母體耐糖試驗就是在檢查女性懷孕時對葡萄糖代謝的情形。當母體耐糖性比較好時，小孩安產的機會也增加。相對地，假如母體的耐糖性不好，她的血糖可能會比正常孕婦來得高。這時小孩在子宮裡會吸收過多的葡萄糖，造成胎兒過大，將來經過產道出來時會比較困難，較易引發母親的危險，也危及小孩的健康及生命。比如說，將來肩膀脫臼、子宮切除術的可能性都會增加，甚至小孩生下來的生命度也會減少。這是為什麼孕婦應該在懷孕24~28週作母體耐糖試驗的原因。

　　現在在美國以及很多先進國家已經有明文規定，懷孕

的婦女必須在24~28週接受耐糖試驗，以先行知道將來分娩時，會不會受到妊娠性糖尿病所帶來的較高危險。所以我也呼籲相關單位能夠重視我們研究的結果。

在另一方面，我也想談談女性怎樣預防將來得糖尿病。大家都知道，一級預防就是事先針對還沒有得病的人來做預防，問題是還沒生病的人有那麼一大群，就算以整個國家的經費及醫療人員的能力，也不可能照顧那麼多人，比較實際可行的方法可能就是做重點照顧。

至於要如何做重點照顧呢？我們只有用科學方法，篩檢出來那一些人是高危險群？也就是那一些人比較可能得到這樣的疾病，妊娠性糖尿病就是一個篩檢的方法，因為妊娠性糖尿病的病人，將來得到糖尿病的機會增加，因此將來政府或醫療人員，在選擇那一些人做較多的關懷照顧時，就可以針對這一群人來做。

對於病人個體來講，如果她在懷孕時已經有妊娠性糖尿病，或者她的血糖比較高，她就知道自己將來血糖高的機會增加了，所以也要定期作身體檢查。換句話說，女性或許可以利用她看起來比較不利的情況，作為更早開始預防糖尿病的機會吧！

察秋毫之末不見輿薪

這是《孟子・梁惠王篇》，對於一個國君能看到秋天綿羊在剪掉羊毛之後所長出來的幼毛，卻看不到大塊的木頭。在一次公保的門診中，看到一位病人的狀況，就會教醫護人員搖頭歎息。

這位糖尿病人患病已近10年了，繼續治療當中還常尋求一些「能治本」的醫療。可是在失敗後，又回到公保吃這些「不要錢」的藥！經過這麼多次的「慘痛教訓」之後，病人的眼睛、腎臟都漸漸感到一年不如一年了。這次他又聽了健康食品商人的美言，買了好幾千塊一個月份的「健康食品」。

返璞歸真的飲食最健康

我的博士論文從籌備開始，就進入了食品營養與健康之間相關研究的領域，至今也已經15年了。我個人不反對吃「健康食品」，但是市面上的健康食品實在太貴了，更不用說去買來吃了。

我自己每天吃得自然、均衡，返璞歸真的飲食，就是「健康食品」了。病人吃健康食品對糖尿病的影響不會很大，要一樣一樣地累積才有效。所以是從小時候開始不間

斷的健康的飲食，可是治療血糖有如需要大塊木頭才有效，這就是現代的口服藥與胰島素。

醫生需要病人伯樂識馬

在醫師的智慧調配之下，這些病人可以減少劑量，可以暫時不用藥物幾年，這根本不僅在於醫師的工夫，也還得靠病人的「伯樂識馬」。伯樂了解醫師的智慧，自己學會技巧，終身受益，延年益壽。不過醫師不會說出像商人那樣的話。尤其有智慧與醫德的醫師，通常他會說，根據世界各地的臨床統計，這個方法有幾分之幾的成功率，而個人的成功率在這個之上或之下，不會吹噓的醫師才是好醫師。但病人常常卻需要「善意的謊言」，於是會編「善意謊言」的郎中就因此能夠吸引病人。

其實影響這位病人的存活及生活品質的現代醫療，他一直忽視，每次都是到了存亡關頭，才又回來，對個人而言是不幸。對社會而言，卻是他的無知，他看病，我們大家付錢。

我們期待有個公平正義的社會福利制度，但是傳統老王賣瓜，自賣自誇式的醫師與治療，如何通過現代統計科學的求證，是我們公共衛生學者的課題與公共衛生行政者的良知良能了。

5 保健食療

從食物認識營養

　　什麼有營養？什麼沒有營養？這是常聽說，卻常被誤用的。小時候常常聽大人說竹筍沒有營養，雞肉很有營養。事實上，所有食物都有它的營養。

　　就以一頓中餐而言，米飯提供了醣類，維持血中葡萄糖，以供給大腦、肌肉、心臟、紅血球能量，也含豐富的鋅等微量元素及纖維等不含熱量的營養素。豬肉含有蛋白質，可以補充紅血球製造。空心菜則含有豐富的維生素A及C，並有維生素B群，可以增加身體許多輔酶的製造，有利於皮膚的保健及醣的代謝，而其中最重要的就是纖維。雖然積極面上，它只是一個沒有熱量的「營養素」，但是沒有它，身體無法維持正常功能，而柑橘則提供了最

豐富的維生素C，所以任何一種食物都提供了「一部分」的營養，經過「互相的補足」，才能稱爲有營養。

在傳統的飲食裡，我們將食物分爲：五穀根莖類、魚肉豆蛋奶類、油脂類、蔬菜及水果五大類食物。綜其意義是均衡飲食，但卻不了解這些食物在身體裡變化的意義。營養學上將食物所含成分區分兩種，即有熱量的三大營養素(醣類、蛋白質、油脂)和沒有熱量的微營養素(維生素、礦物質)，以下將逐一介紹。

碳水化合物——醣類

學名稱醣類，日文「糖類」，因此坊間的翻譯書會誤導部分民眾以爲中文醣類就是糖的意思，其實應爲碳水化合物。這是人類所吃的最大營養素，它也與蛋白質、脂肪合稱爲三大營養素，它是人類吃東西後，能量的來源，所以也是一種爆發性強的能量，人類急性運動能量的來源。

醣類可分單醣、雙醣、寡醣、多醣。單醣，顧名思義就是單一的醣類如：葡萄糖。而3~8個之間的單醣結合就稱寡醣，最近市面上就連續出現了許多的新產品，這都是人工合成的寡醣，而醣多就存在於許多植物的根、莖、果核、種子之中，其中可以消化的是澱粉，以及人類不能消化的纖維。

澱粉是比較便宜的糧食，所以在工業化當中，許多人

會把它當做較差的食品。可是根據最近的研究，人類老化及文明病的來源，居然是吃了過多的肉類及太少的澱粉，因此所有的飲食推薦、專科醫學會的推薦，都傾向增加澱粉的攝取。

澱粉分解後，產生葡萄糖，是人類能量的基本單位，而其分解產物又是水及二氧化碳，不像胺基酸會增加腎臟負擔。澱粉是人體能量來源最「乾淨」的，它不會製造含氮廢物，增加人體的環保負擔。

有時人們會利用澱粉的必需性來減肥，因為人體一天需要75公克的醣類，不夠的時候會分解身體組織，稱為生酮反應。症狀會體重突然下降，水分脫失，血壓下降。能在短時間達到「減重」目的，但馬上又會反彈。所以營養學的初步第一章，就要認知醣類是人體必需的燃料，也是優良的燃料，我們每餐都需要它。

蛋白質

這是三個會產生熱量，所謂「大營養素」之一。它常被強調是身體修補及成長所需的原料。但另一個功能常被忽略。它也會產生熱量，所以也是會長胖的。

自然界存在的蛋白質食物很多，但是純粹蛋白質食物太少了，大概只有蛋白吧！一般所看到的、吃到的，都含有脂肪。比如雞蛋的蛋黃有超過一半的脂肪，牛奶有一半

的脂肪，肉類則五花肉80%熱量來自脂肪，里肌肉40%熱量來自脂肪。因此所謂含蛋白質食物或多或少都含有脂肪，要增加蛋白質而又要不增加脂肪的攝取是不容易的。

　　蛋白質的重要性來自於它在小腸分解後，成為每一個單元稱為胺基酸，胺基酸有些是身體不能合成的，稱為必需胺基酸。人體一共有8種胺基酸不能自己合成，因此，人類必須從含有這8種胺基酸的食物中直接取得，其他的16種，人體可以從葡萄糖、脂肪來合成，稱為必需胺基酸。

　　科學家就這個尺度來衡量食物中蛋白質的「好壞」，所謂這個食物佔有良質蛋白質，就是指它的蛋白質所含的胺基酸比較均勻，必需胺基酸比較不缺乏的意思。雞蛋就是一個代表，但是由於人類會吃不同的食物，藉著不同食物中蛋白質的互相截長補短，而達到必需胺基酸不會缺乏的例子，如：米飯與大豆各都缺乏一種必需胺基酸，但兩者合吃時，就沒有缺乏的現象。

油脂

　　油是半透明狀液體，脂則在室溫下像蠟狀不透明，它們合稱油脂，人類常食用的油脂可以動物來源或植物來源分類。植物油是從植物的種子或果實中抽取，而動物則來自身體的脂肪組織。由於油脂是每單位重量含熱量最高的營養素，因此是減肥及健康人要注意的。

常聽到油脂有分好壞，我想應以不同的角度觀察。要對心臟血管疾病而言，以含比較多的多元不飽和脂肪酸較有益健康，而含較多的飽和脂肪酸較有害健康。這樣一來，玉米油、紅花子油、葵花子油、大豆油就合乎好油的標準，再來花生油、橄欖油也不錯。豬油就不好了，更差的是奶油，但最不好的是棕櫚油、棕櫚仁油及椰子油。

又有許多家庭主婦，以油煙是否會汙染廚房為「好油壞油」的標準，而認為沙拉油比豬油不好。其實這是加熱時不同油脂的揮發程度不同所致，沙拉油較易揮發，產生油煙而汙染了廚房，造成黏而油膩的表面。用這樣來引伸對健康的影響根本是無稽之談。

又有許多廠商為了促銷廣告而大打出手，其實對健康有益的好油應提倡，但中國菜太注重油炸深煎，因此健康的油因為含有太多容易氧化的不飽和脂肪酸，所以不適合高溫烹調。反而含有「安定」不易氧化不健康的油才耐高溫，這也是作者主張改良中國菜的原因。

油脂不只含有熱量，也含有三種人體不能自行合成的不飽和脂肪酸，因此它是人類即使害怕，又必須攝取的營養素。

米元80大卡食物代換表

食物依其營養成分可分為三類，各類食物以每80大卡為一單位，其所含營養量如下：

分　　類	富含醣類的食物			富含蛋白質的食物			富含脂肪的食物
食物類	主食	蔬菜	水果	肉、豆腐蛋	海鮮	奶類	油脂、乾果類
醣　類（公克）	18	12	20	—	—	6	—
蛋白質（公克）	2	6	—	9	15	4	—
脂　肪（公克）	—	1	—	5	2	5	9
熱　量（大卡）	80			80			80

蔬菜類： 每份含熱量：80大卡　醣類：12公克
蛋白質：6公克　脂質：1公克

食物名稱	份量	重量(公克)
苦瓜(生)	2又3/4碗	471
冬瓜(熟)	2又3/4碗	667
茭白筍	2又3/4碗	320
竹筍(熟)	2碗	222
菠菜(熟)	2碗	286
絲瓜(熟)	1碗	421
蘿蔔乾	2/3碗	28
白蘿蔔(熟)	2碗	421
高麗菜(熟)	2碗	333
青梗白菜	3又1/4碗	533
胡蘆匏(熟)	3又1/4碗	400
花菜(熟)	2又1/4碗	333
芹菜(生葉)	3又3/5碗	471
大白菜(生)	3碗	667
小黃瓜(生)	3又3/4碗	727
茄子(熟)	2又3/5碗	444
茼蒿菜(熟)	2碗	333
青椒(生)	2又4/5碗	381
海帶(幾乎沒有熱量)		8,000
A菜	2碗	308
韭菜(生)	4碗	421
紫菜(幾乎沒有熱量)		8,000
四季豆	2又1/4碗	286
青花菜(熟)	2又1/4碗	229
胡蘿蔔(熟)	1又1/4碗	222
綠豆芽(熟)	2碗	615
香菇(生)		8,000
榨菜		235
洋蔥(熟)	1又3/4碗	242
豌豆莢(熟)	2碗	267
番薯葉(生)	2又1/4碗	195
芥藍菜	2碗	267
蒜苗	1碗	154
菜豆(生)	2碗	235
豌豆(熟)	7/10碗	83
毛豆(熟)	1/3碗	58
皇帝豆	6個	71

海產、魚類： 每份含熱量：80大卡　醣類：0公克
蛋白質：15公克　脂質：2公克

食物名稱	份量	重量(公克)
鯉魚(生)	1/3條	62
文蛤(生)	2碗	133
鰻魚(生)		30
蟳(生)		90
魷魚絲		29
鮑魚(生)		131
白帶魚(生)	2塊	61
海蜇皮(生)	2大片	250
虱目魚(生)	1/3條	41
蚵仔(熟)	1/3碗	71
黑鯧(生)	2/3條	93
白鯧(生)	1/2條	52
蝦仁(生)	1/3碗	157
秋哥魚(生)	1又1/4條	127
小卷(鹹)		80
旗魚(生)		63
吳郭魚(生)	2/3條	58
馬頭魚(生)	1/2條	78
海參(生)	1又1/2條	471
鯊魚(生)		107
小魚乾(生)	1/2碗	25
鰱魚(生)		59
鮭魚(生)		48
鮪魚(生)		74
秋刀魚(生)		33
金線鰱(生)	1/2條	71
赤鯮(生)	1條	69
紅目鰱(生)		31
小黃魚(生)		76
花枝(生)	1隻	105
草蝦(生)	3隻	82
草魚(生)		39
鰻魚(生)	1塊	30
魚丸(生)	5粒	70

奶類： 每份含熱量：80大卡　醣類：6公克
蛋白質：4公克　脂質：5公克

食物名稱	份量	重量(公克)
普通牛奶	1/2盒	136
全脂奶粉	2湯匙	16
起司		27
冰淇淋(普通脂肪)		44
布丁	4/5個	69
酵母乳	4/5瓶	38
巧克力奶	1/2盒	103
味全果汁奶	7/10盒	131

醣類：12公克　蛋白質：8公克　脂質：微量

食物名稱	份量	重量(公克)
脫脂鮮奶	約1盒	250
脫脂奶粉	3湯匙	22

豆製品： 每份含熱量：80大卡　醣類：2公克
蛋白質：7公克　脂質：5公克

食物名稱	份量	重量(公克)
豆漿	1/2杯	174
豆腐	1塊	129
豆乾	3又1/2塊	71
豆乾絲	1/4碗	23
豆皮(生)		35
素雞	7/10塊	54
油豆腐	2個	53
豆腐乳	7又1/2塊	68
米味噌	2湯匙	37
臭豆腐	1又1/2塊	82

主食類：每份含熱量：80大卡　醣類：18公克
蛋白質：2公克　脂質：0公克

食物名稱	份量	重量(公克)
乾飯	1/4碗	54
稀飯	1/2碗	111
麵條(熟陽春麵)	2/5碗	63
麵線(熟)	1/2碗	62
米粉	3/5碗	21
速食麵(熟)	1/2碗	24
速食米粉	2/5碗	18
蔥油餅	1/4片	33
饅頭	1/3個	33
燒餅	1/3個	25
黑麥麵包	1片	30
土司(白)	1片	31
蘿蔔糕	1片	89
豬血糕	1片	36
包子皮	3/4個	61
水餃皮	4片	37
雲吞皮	7片	35
芋頭	4/5碗	133
馬鈴薯塊(熟)	3/4碗	111
洋芋片		14
番薯(生)		65
番薯(烤)		54
玉米(熟)	1/2碗	82
玉米(漿罐頭)	2/5碗	87
玉米(粒罐頭)	7/10碗	83
蓮子(生)	12粒	66
綠豆(熟)	1/2碗	59
冬粉(乾)	7/10碗	23
紅豆(熟)	3/10碗	56
豆漿	1/5碗	174

蛋、肉類： 每份含熱量：80大卡　醣類：0公克
蛋白質：9公克　脂質：5公克

食物名稱	份量	重量(公克)
雞蛋(生)	1個	49
蛋黃(熟)	1又1/2個	22
蛋白(熟)	4個	167
鹹蛋	1/2個	43
豬肩瘦肉		34
牛肩瘦肉		63
雞胸肉(成雞、去皮)		43
雞腿(帶皮、成雞)		44
雞翅膀(成雞)		31
烤鴨		65
豬血		421
豬絞肉	1又1/2湯匙	30
排骨	1塊	29
豬蹄膀		24
火腿(里肌)	1又1/2片	39
香腸(乾)	1/2根	16
熱狗	1條	28
肉丸	3/4個	16
豬肉乾	1/4碗	24
豬肉鬆	1/5碗	18

點心類：每份含熱量：80大卡

食物名稱	份量	重量(公克)
砂糖	2湯匙	21
果醬	2/3湯匙	30
巧克力	4小塊	15
碳酸飲料、可樂		190
豆沙酥餅	1/3個	15
奶油麵包	1/3個	29
菠蘿麵包	1/4個	24
甜甜圈	1/3個	21
咖哩餃	1/3個	22
荔浦芋餃	1/2個	27
夾心餅乾	1又1/2片	16
蘇打餅乾	6片	18
夾心酥餅乾	2又1/4塊	17
可口奶滋	3片	21
奶油蛋糕	1/4小塊	24
巧克力蛋糕	1/4小塊	23
圓仔	7粒	33
雙包胎	1/2個	23
油條	3/4條	25
啤酒	1/2杯	205

水果類：每份含熱量：80大卡　醣類：20公克
蛋白質：0公克　脂質：0公克

食物名稱	份量	重量(公克)
楊桃	1個	333
芭樂(大)	1/4個	170
荔枝	5粒	190
龍眼	10粒	116
香瓜	1又1/4個	258
桶橘(大的)	1個	216
柳橙	2個	174
木瓜	2/5個	163
柚子	1/3個	190
番茄		500
葡萄柚(小的)	1個	222
芒果(連皮)	2個	118
蘋果	1個	160
香蕉(小的)	1根	92
葡萄	20粒	143
枇杷	12粒	186
水蜜桃	2個	216
梨子	1又1/2個	178
鳳梨	1又1/3片	138
西瓜(連皮)	2片	258
蓮霧	4個	308

油脂類： 每份含熱量：80大卡　醣類：0公克
蛋白質：0公克　脂質：9公克

食物名稱	份量	重量(公克)
牛油		9
豬油		9
乳瑪琳	1/2湯匙	11
花生油	4/5湯匙	9
麻油	4/5湯匙	9
沙拉油	4/5湯匙	9
美奶滋	1/2湯匙	11
千島醬	1湯匙	16
花生(炒)	1/4碗	14
花生(鹹)	1/5碗	14
花生醬	2/3湯匙	14
瓜子	1/5碗	19
葵瓜子	1/4碗	13
奶粉(全脂)	2湯匙	16

醣類與蛋白質、脂肪

　　植物有綠色始自單細胞植物，那是20億年前的事了，它們一直保持這個形象，甚至到現在的生態保育者，也以綠來代表他們的主張。

　　動物與植物之間，有一點非常不同，就是動物並不安於靜態，也不利用太陽光來製造能量。牠們直接或間接都靠植物過活，而直接提供動物能量的就是醣類。大部分的醣類都以最節省空間的方式存在，也就是澱粉。以種子保存能量的有米麥等五穀，以果實保存的有麵包樹，以莖存在的有蓮藕、芋頭，以根存在的有番薯。

　　有一小部分植物的汁液很甜，如：甘蔗、甜菜、楓樹、玉蜀黍，這些都是糖的來源。特別要提醒的是，碳水化合物的同義字「醣」，與「糖」不同，醣包括不甜的澱粉及有甜味的糖。近代人類一直改良植物，就是為了取得更多「甜頭」的來源，現在人們更從澱粉水解來製造高濃度的果糖糖漿。這些一半果糖、一半葡萄糖的糖漿就是一種價廉的「水解的蔗糖」。

　　以前的人很少有機會吃到糖，現在由於經濟的進步，民生富裕，甜食隨手可得，從高澱粉的飲食轉型到高糖飲食，隨之而來的也是發病率不斷增加的肥胖症、高血壓及

高三酸甘油酯。

　　再說到來自動物的蛋白質及脂肪，我們一般所看到、所吃到含蛋白質的食物大都含有脂肪，純粹蛋白質食物非常少，大概只有蛋白吧！以雞蛋的蛋黃來說，裡面就有超過一半的成分是脂肪，牛奶也含有一半的脂肪。在肉類中，五花肉有80%的熱量來自脂肪，里肌肉則有40%的熱量來自脂肪。至於牛肉，即使完全是瘦肉，脂肪與蛋白質的比例也在1/3與1/4之間。因此所謂富含蛋白質食物，或多或少都含有脂肪，要增加蛋白質，同時又要減少脂肪的攝取是不容易的。

　　現代人增加肉食之後，高膽固醇、高尿酸血症等併發症也跟著接踵而至。我們由近年來美國各個醫學團體的推薦食物中，可以明白看出，美國專家已主張吃植物配動物，而不再推薦大吃牛排了。原因十分明顯，因為動物性的食物，所提供的不只是蛋白質，也帶來更多的脂肪。

看得見與看不見的脂肪

　　動物為了冬眠，會以脂肪儲存能量。植物的種子，如：花生、菜子，也含有高量的脂肪，這些脂肪我們很容易看到，稱作可見的脂肪。人類常食用的油脂，也是以動物來源或植物來源分類，諸如：奶油、沙拉油、豬油，都是屬於看得見的脂肪。

　　除了這些容易辨認、看得見的脂肪外，我們即使牛排清蒸，麵包不抹奶油，仍然吃進了許多脂肪，因為許多食物天然就含有脂肪，牛排就是一例。

　　牛排每100公克含有70公克的水，剩下30公克的固體物質中，有7.8公克，等於47%的熱量來自脂肪。一塊牛排約200公克，再加上作料，所提供的能量足以供應一個人半天活動所需能量，也就是1000大卡。

　　至於麵包則是師傅在製作過程中，為了香噴爽口而加入了可觀的奶油。奶油是牛奶的脂肪，含高量的膽固醇與飽和脂肪酸，它的熱量很高，每一公克就能產生45大卡能量，約等於一顆橘子，1/4碗稀飯，或半台斤的菜所含的熱量。吃麵包的人比較不容易減少脂肪量，加了奶油是其中一個原因。由於脂肪是每單位重量中，含熱量最高的營養素，因此是減肥及健康人要特別注意的。

我們常常聽到油脂有好有壞，從醫學觀點來看，為避免心臟血管疾病，以攝取不飽和脂肪酸較有益健康。動物性脂肪，如：豬、牛肉所含的多為飽和脂肪酸，又富含膽固醇，而植物油則含不飽和脂肪酸，又不含膽固醇，對人體較佳。

　　魚類，也比其他動物的脂肪含較多不飽和脂肪酸。這樣看來，玉米油、紅花子油、葵花子油、大豆油就合乎好油的標準，花生油、橄欖油還不錯，豬油和奶油更差。順帶一提，健康的油因為含有很多容易氧化的不飽和脂肪酸，所以不耐高溫，不適合高溫烹調，建議主婦盡量減少油炸深煎的烹飪方式。

　　油脂是人們又害怕又必須攝取的營養素，因為它雖然提供高熱量，也含有三種人體不能自行合成的不飽和脂肪酸，但為了預防血管硬化，我們鼓勵大家在固定的油類中增加植物油的攝食比例。在蛋白質類食物的分配比例上，也要多吃魚，少吃肉類食物。

食物分類與食物份量

　　食物的分類，用產生能量（熱量）的觀點，依營養成分，可分為三大類。第一類是富含醣類的食物，如：米飯主食類、蔬菜、水果都是。第二類是富含蛋白質的食物，如：肉、豆腐、蛋類、海鮮類及奶類。第三類是富含脂肪食物，如：油脂、乾果類。

　　這麼多的食物，我們如何知道，吃了多少，會產生多少能量，我們既不是營養師，也不是學營養的，我們要怎樣評估食物的量，以符合需求呢！「米元八十卡」這種簡單的食物代換表，可以幫助我們。

　　「米元八十卡」，很簡單，就是用米飯做單位，一單位是含有80大卡的熱量，這是設計用來教育病人及一般民眾對食物種類、食物量的認知，進而學習自己來評估並設計飲食。對需要飲食控制的病患在自我照顧上，更能達到預期效果。因此這裡所用的容器，是家裡常用的盛飯的碗，及喝湯的湯匙。在評估「量」時，也不需斤斤計較，拿尺拿秤來量，只要用目測即可。

　　現在我們依食物的分類來認識一般常見食物80大卡時，它的量是多少。

　　第一類是富含醣類的食物，有主食、蔬菜、水果三小

類。主食像乾飯1/4碗、稀飯1/4碗，米粉、麵、冬粉等皆約1/2碗，饅頭則是1/3個、燒餅1/3個、土司1片、蘿蔔糕1片、水餃皮4片等。蔬菜則差不多1台斤。

水果部分是，楊桃1個約半斤、大芭樂1/4個、香瓜半斤的1個、橘子2個、柳丁2個、葡萄柚1個、哈密瓜半斤、鳳梨約半斤、西瓜連皮1斤、蓮霧也是半斤約4個。上述這樣的份量，一份就是80大卡。

第二類是富含蛋白質的食物，就是魚、肉、豆、蛋、奶、海鮮。像魚約2兩是80大卡，肉則是1兩、豆腐1塊、蛋1個、鮮奶1/2盒、帶殼的海產約半斤是80大卡。

第三類是富含油脂的食物，有我們烹調用的豬油1/2湯匙、沙拉油4/5湯匙、花生油4/5湯匙、塗麵包用的乳瑪琳1/2湯匙、美奶滋1/2湯匙，及零嘴花生仁2湯匙、瓜子2湯匙等，每一份也是80大卡。

至於許多精緻的點心及餅乾、糖果則差不多20公克為一個80大卡，像塗的果醬2/3湯匙、夾心餅1又1/2片、蛋糕1/4塊等，也是80大卡，另外汽水一瓶約八十卡，啤酒半杯就80大卡等。。其他可以參閱食物代換表。

本單元先了解食物的分類及量的概念，對飲食控制奠定「量」的基礎，更能使自我照顧達到預期的目標，發揮飲食治療的功能。

種類豐富的豆類

　　豆類在中國長久以來被民眾廣大地食用,除了豌豆所屬的豆莢類食物之外,人們也把豆仁拿來烹調,甚至把豆仁做成豆漿、豆腐、豆瓣醬、豆汁、豆餅、豆箋,及其他的甜點來食用。

　　豆類可以分為莢類、豆仁類、豆製品類、豆芽類。現代化之後,我們發現豆類所含的營養素有相當大的差別。就以大營養素來講,豆莢類含有很高的水分,像青菜一樣;又有很多纖維跟適量的蛋白質,所以我們可以把豆莢類當作綠色青菜來食用。豌豆莢,在台灣叫做荷蘭莢,荣豆莢、敏豆莢也都屬於這一類。

　　豆腐類含有類似豆類的蛋白質,卻沒有膽固醇的煩惱,且它的脂肪含有較多的不飽和脂肪酸,能夠下降血中的膽固醇,所以豆腐是一種非常健康的食品,可惜我們的豆腐文化並未向外發揚光大,反而是北美洲的大公司,而不是中國地區的廠家在推廣豆腐,減少我們很多賺外匯的機會。豆仁類通常會曬乾或烘乾,所以它的水分較少。此外,它富含蛋白質和脂肪,也有相當含量的澱粉,可以說是三分天下的局面。不過大豆仁,就是黃豆仁,含有比較高的脂肪跟蛋白質,是沙拉油很好的來源,榨過沙拉油以後的豆渣也可拿來當作飼料,所以大豆是價值很高的經濟

作物。綠豆、紅豆含有比較高的澱粉，也含有脂肪跟蛋白質。日本人在冬天吃很多紅豆湯，這也是他們很重要的蛋白質、脂肪、澱粉，及必需脂肪酸的來源。

另外一種更常食用的豆類是花生。花生在中國華中、華南地區山坡地及貧瘠的地方栽種很多。它所需要的水分及養料非常少，然而它含有很高的脂肪，且多是不飽和脂肪酸，是很多地區健康的脂肪來源。

比較不幸的是，很多花生在儲藏的過程中受到汙染或是氧化，所以有些人吃了以後會發生氣喘、鼻塞等身體不適的情形，花生在台灣被民眾視為有毒的原因就在這裡。

另外一個造成我們對豆類長期誤解的原因是尿酸，我想我們可以在另一章節再細談這個問題。事實上引起尿酸高的食物非常普遍，而對於吃素食的人來講，雖然豆類代謝會產生很高的尿酸，他們吃豆類還是應該被允許，因為他若不吃豆類，則可能在蛋白質的攝取上會有偏差。

舉例來說，麵包裡至少缺乏兩種胺基酸，尤其是離胺酸，是白麵包裡最缺乏的胺基酸，比標準量少了1/3。若是吃白米飯的話，情況會稍好一些，因它只比標準量少百分之十幾，可是如果沒有吃豆類來彌補這個差別，就可能引起人體胺基酸的不足。所以對吃素的人來講，吃適量的豆類是他們生命的泉源。

中性食物──牛奶

　　牛奶最近被捧上雲霄，但大家只知道要多喝牛奶，至於為什麼要喝？我們該喝多少？就不是每個人都知道答案了。

　　牛奶是營養成分很好的食物，它除了含有蛋白質、脂肪外，還兼有醣類，這是動物性食物來源中極少見的。每100公克牛奶中含有87公克的水、3.3公克的蛋白質、3.8公克的脂肪、4.8公克的乳糖，牛奶所含的醣類就是這令國人腹瀉、肚痛的乳糖。

　　在台灣，有70%以上的人有乳糖不耐症，國人喝牛奶，乳糖酶缺乏，以致小腸無法消化吸收，到了大腸後，被細菌發酵成空氣和水，所以會腹脹、拉肚子或放屁。

　　現在有許多肉類含高量脂肪，其中的飽和脂肪酸及膽固醇最令人傷腦筋，所以人人都想要減少脂肪的攝取，可是這樣一來，我們吃什麼好呢？如果只吃「奶蛋白」，也就是光蛋白質部分的牛奶，那麼許多人苦心提倡喝牛奶，不就沒意思了？不！千萬別這麼想，你是否聽過骨質疏鬆症呢？

　　古人在三十多歲就齒危髮禿，不久於人世，大多沒有機會得到此病，然而現代人壽命提高，醫學研究已經發現，老人有1/4患有骨質疏鬆症，這種病預防勝於事後骨

折的治療，而預防之道就是每天吃1公克的鈣及運動。運動倒是不難，但含鈣食物卻不容易吃到1公克。如果吃正常飲食加上喝牛奶，要喝下每盒240cc.的牛奶3盒，才能補充到0.6公克的鈣，而3盒牛奶喝下去，膽固醇已過量，蛋白質也達2/3強，只能再吃一兩肉，所以也不切實際。如果只靠喝全脂牛奶要達到鈣質的攝取量，又要兼顧均衡營養，是非常困難的。

再談談牛奶與人奶的差異吧！牛奶是牛的奶，拿小牛與人類相較，牠們生產較早，也就是「相對早產」，所以需要的營養素不一樣。牛與人相比則是軀體大，骨頭粗壯，肌肉壯碩結實，所以牛奶含有高量的蛋白質與礦物質及較少量的醣類，可是還是改變不了其蛋白質的成分。

另外，牛奶含較多酪蛋白，人奶則含較多乳蛋白。人到了成年，因為膽固醇的威脅，多半會選擇將乳脂肪分離出來的「脫脂奶」。因此我們可以知道，依照不同的年齡需要，有不同的食物供給。營養學上有一句名言：世界上沒有一樣十全十美的食物，每一種食物都必須與其他的食物互補，才能促成均衡的營養。

纖維與最新流行趨勢

在我們這一輩小的時候，常聽到長輩說，他們那一代生活困苦，又缺乏營養。曾幾何時，我們的子女今日要面對的，卻是熱量過高、文明病的挑戰！美國今日不斷鼓吹高纖維飲食的口號，可是老百姓的食物還是缺乏纖維如故，纖維吃得太少，除了增加文明病的危機外，也跟大腸癌、胰臟癌、膽囊癌的成因有關。

吃高纖維，說穿了，就是多吃天然食物的意思。天然的果實、葉子、根、莖，都含有極高的纖維，那是大地孕育的禮物。當我們吃進這些天然植物時，就是吃進大地為我們預備、供養我們的高纖維、維生素及礦物質。可惜許多人不明瞭大自然的心意，違反身體原理，讓自己受到文明病及癌症的侵襲。

在台灣地區，能吃到的高纖維食物主要就是糙米及青菜。洋派的人或許主張吃全麥麵包，殊不知，台灣沒有多少真的全麥麵包。即使有幸吃到，也不見得適合體質，因為我們從老祖宗開始就是吃米飯的族類。筆者在德國時，每次吃黑麥的全麥麵包就下瀉，就是因為無法消化，在大腸產生腐敗。

當前最流行的飲食形態已經轉型到高纖維、高醣飲食，這是戰後美國醫學界及營養學界的主張，不但對心臟病人、健康人，甚至對糖尿病人的飲食推薦都傾向高醣、高纖維。由於醣的攝取量增加，相對地，蛋白質及脂肪的攝取就會減少。

　　這樣的飲食趨勢透露出什麼訊息呢？它說明了我們食物中，必須包含一些沒有熱量、不能消化吸收的物質，也就是纖維，來保護腸胃的機能及代謝的正常。至於高醣指的是，我們攝食的熱量必須有60%~70%來自碳水化合物。意思是說，對美國人而言，要吃很多麵包，每餐只能吃1/4塊牛排了。而對國人來說，就是要多吃飯。

　　近年來，大家已習慣少吃飯、多吃肉。餐館林立，外食機率增加，使國人飲食形態產生劇變。根據我蒐集的資料，台北市一些年輕職業婦女的飲食，常常只有20%是醣類。

　　此外，大部分的人喜歡以麵包、奶油為早餐，比稀飯的傳統飲食多出20公克左右的動物性油脂，大約是180大卡的熱量。中午吃的商業午餐或便當又是以多量食用油製成，增加五、六十公克的脂肪。相形之下，日本飲食外加的食用油較少，他們蔬菜多生食或煮食，生魚片、味噌湯都不加油。食物料理多用煮的，很少炒或煎炸，所以脂肪攝食不高，我們在這方面應該建立消費者的共識及覺醒，

避免去高油餐廳，慎選外食的食物，使我們的健康更有保
障。

肉食、尿酸與普林

民國80年，衛生署公布國人的十大死亡原因，與飲食有關的就佔了一半。像：惡性腫瘤、腦血管疾病、心臟疾病、糖尿病、高血壓等。疾病與飲食的關係，可說是相當密切。

40年來，由於工業快速發展，生活形態大幅度地改變，台灣飲食也從匱乏到飽足，人們開始吃大量的肉和一些精緻的食物，如：蛋糕、巧克力、糖果等。以前人們很少能吃得飽，食物也都以植物性爲主，而現在則發生了很大的變化，大量地食用肉類及精製的食物。由於這個改變太快、太突然，使得原本習慣吃植物性食物的人類，一下子適應不過來。身體的構造一下子做這樣大的改變，也無法適應與負擔，於是許多因飲食的改變而產生的疾病就發生了。

人們從貧困到富裕，第一個想改善的，一定是「吃」，所謂民以食爲天，吃飯皇帝大。但又由於營養知識的缺乏，以至於以價格作爲選擇的標準，以前吃不起的，只有逢年過節才吃雞、鴨、魚、肉，現在是家家餐餐有。以前因飲食的匱乏，而衍生的「進補」觀念，現在則到處氾濫。

像「痛風」就跟飲食很有關係，痛風是尿酸在體內無

法完成代謝，排出體外，滯留在關節，引起關節疼痛、腫大的疾病。若是尿酸高得太離譜，甚至會引起腎臟發炎。

　　而尿酸是怎麼來的呢？尿酸就是嘌呤的代謝產物，以人類來說，吃進去的嘌呤幾乎就是廢物，極大部分的嘌呤都是經過代謝而成尿酸，從小便排出，所以說吃進去的嘌呤愈多，身體的負擔就愈大。那含嘌呤多的食物是哪些？像：魚、貝類、內臟、雞、鴨、豬、牛等肉類，普遍都比植物來得高。不過植物方面也有例外的，像：發芽的黃豆芽、綠豆芽、豆苗、香菇等含量也相當的高。

　　當我們三餐吃得又油又膩的同時，不知不覺，除了營養上的偏差外，也加重了身體的負擔，學習從五穀根莖類、魚肉豆蛋奶類、蔬菜類、水果類及油脂類等食物的均衡選擇，是當務之急。

　　除了吃含嘌呤高的食物會造成尿酸高，排不出去外，大量且經常性的喝酒，也會造成尿酸代謝障礙。所以為了健康，我們要有均衡的飲食及避免喝酒。

高脂肪、高鹽是健康大敵

　　現代生活的一大特色，就是人們外食次數增加。今天我們不難發現，我們這一代的飲食習慣已經在逐漸改變，高熱量、高脂肪的西式速食有逐步取代傳統米飯的趨勢。尤其是青少年及兒童，漢堡、炸雞幾乎已成他們的最愛。大人們的活動又多以聚餐大吃大喝爲主，這樣做常常使家人在無形中吃入過多熱量和脂肪，不僅造成肥胖，也容易升高血中膽固醇的含量，導致動脈硬化，對健康實在弊多於利。

　　對糖尿病人及老年人而言，動脈硬化也是他們最大的敵人，因爲血管硬化會導致心臟冠狀動脈疾病及腦血管病變。到底血管硬化和脂肪有什麼關係呢？關鍵就在於血脂肪。人體血脂肪有兩個重要成分，一爲膽固醇，一爲三酸甘油酯。前者對心臟是較大的致病因素，後者影響較小。膽固醇存在動物體內，每公克的瘦牛肉約含有1毫克的膽固醇。瘦豬肉次之，約含有0.9毫克，雞肉更少，魚肉最少。此外，影響膽固醇在血中濃度的，還有食物所含脂肪酸則使其下降。飽和脂肪酸高的油脂由高排到低依序爲：椰子油、棕櫚油、動物性油、沙拉油等植物油。

　　我們要降低體內膽固醇量，除了要限制膽固醇的攝取

外，也要少吃含高量飽和脂肪酸的食物。

再來談談食鹽吧！食鹽在古時候是昂貴的調味料，因為在地球形成之時，大地的食鹽被溶入海中，只有少數鹹水湖及岩石中可以找到豐富的食鹽。現在鹽已經非常容易取得，人們也多了一個陷阱。也許有人不知道，鹽吃得越多，得高血壓的機率就越高。在一些不吃鹽的種族裡，幾乎沒有人得高血壓，而吃鹽越多的民族，高血壓的罹患率就越高。

並不是每一個人吃多了鹽，就會得高血壓，因為每個人對鹽的感受性不一樣，不過，為了追求健康生活，我們還是應該減少食鹽的攝取量。為什麼人要少吃鹽呢？因為人體最容易保存的礦物質就是鹽。正常人每天需要的鹽量應該在5公克以下，可是以目前我們國人的情形來看，我們的食鹽量已經是需要量的三倍了。

有人說：「我已經少沾醬油、少加鹽了呀！」以為這樣就真的減少了鹽的攝取。其實，大家可能不知道，汽水、可樂、味精、番茄醬，多多少少都含有鈉鹽，吃下了這些東西，也等於吃下了相當的鹽。當然，速食麵、火腿、香腸，更是高鹽食品，愛吃這些東西朋友，務必得節制一點，免得造成身體過多的負擔，以後真的患了高血壓，後悔就來不及了。

6 營養師的法寶

標準體重

體重的標準會因爲年代、種族的不同而有不同的說法，所謂標準體重，其實來自於人類對自我形象的期許，目前國內常用的標準體重算法是：

男性：（身高－80）×0.7（公斤）
女性：（身高－70）×0.6（公斤）

這是以全國的抽樣調查做成一個分布圖，再以其曲線做標準，將一元一次方程式代入而得。但因爲人不是直線，而是立體的，所以當一個人身高增加一公分時，他的體重並不一定就增加0.7公斤（女性0.6公斤）。

其次，這個公式的算法只適用於中等身材的男女，對

身高極高的人可能高估,對極矮的人則可能低估。另外,骨架子小的可能高估,骨架大的運動員可能低估其標準體重。舉例來說,一個身高200公分的人,其標準體重算出來是84公斤。事實上,這個人體重應該要小於84公斤,又如一個身高150公分的男性,其標準體重算出來是49公斤,其實,他的體重應該是大於49公斤。

我們可以根據標準體重來計算每天所需的熱量。以一個輕工作量者而言,每一公斤體重需要30大卡的熱量,對於中度工作量者,每公斤體重需要35大卡,至於重工作者則每公斤體重需40大卡。

體重的維持,在今天觸目、充耳盡是各類精製高糖、高油餐點的生活裡,實在需要我們更多的自制力,追求一個適合自己身體狀況的均衡飲食。這對現代人來說真是太重要了,因為我們今天所以為的飲食改善,其實只是增加了脂肪的攝取,並不是均衡的營養,結果徒然增加肥胖。

許多肥胖的人為追求短期內有顯著的減肥成效,常常沒有經過醫師及營養師的指導,就濫用藥物或聽信各種偏方,除了花冤枉錢外,也讓身體飽受折騰,結果反而導致疾病的發生,甚至造成生命危險。

另一個影響體重的因素是疾病。大家可能不知道,肺結核、肺氣腫、心臟衰竭、尿毒、腎上皮質功能低下,腦下垂體功能低下、甲狀腺亢進症、糖尿病等,許多重要器

官的疾病都會使身體的質量變小，所以不水腫時，人體的體重會下降。此外，有許多疾病會引起身體的質量變大，如甲狀腺低能症及腎上皮質功能亢進症。一般心臟衰竭、尿毒、肝硬化所引起的水腫是因為水分排不出去，積貯在體內，導致身體雖然質量變小，但體重仍會偏高。

米元80大卡食物代換表的誕生

你知道一碗飯有多少卡路里的熱量嗎？有的人因為生病（例如：糖尿病患），有人正在減肥，有的人希望攝取均衡的營養，所以很多人會很關心：「我吃的東西，到底含有多少卡路里？」

1994年以前，中華民國營養學會、糖尿病學會使用的食物代換表，仍沿用美國1950年代的食物推薦，並未注重高碳水化合物及高纖維的食物，內容不夠完備，現在讓我介紹一個適合國人使用的米元80大卡食物代換表。

先說米元80大卡是什麼意思吧！米就是我們吃的飯，元是一種單位，80大卡就是八十仟卡，所謂米元就是以米當作代換基準，是一種食物換算的單位。所以米元80大卡就是一種以米為代換中心，以80大卡為單位來換算食物份量的代換表，這個代換表是醫學本土化下的產物。

由於食物代換必須與三大營養素的推薦比例相配合，而且最好在正常和病態營養時都能適用，目前的正常飲食和病態飲食都注重高醣、高纖維，所以應該以糖為主食，國內因為以米為主食，所以用米作為食物代換的基準。

一碗煮熟的白米飯相當於320大卡的熱量，但是若以

一碗飯的熱量作為代換單位，代換熱量會太大，變得常常需要使用除法，而除法對於沒有受過相當教育的老年人是相當困難的，所以改成小單位會比較適合。

如果以80大卡為一個單位，那麼米飯中含的碳水化合物有18公克，稱為一米元，而18公克的碳水化合物在主食類、蔬菜類及水果類，都比較接近80大卡，而不是100大卡或75大卡，所以才決定以18公克碳水化合物為米元，以1/4碗飯作為代換單位。

我們在利用米元80大卡代換表時，先將每一項醣類食物，包括主食類、蔬菜類和水果類，含18公克醣類時的重量和熱量計算出來。由此得知，1/4碗飯、1/2碗稀飯、一個中等大小的香瓜、兩個橘子、一根香蕉和一台斤的綠葉蔬菜都接近80大卡的能量。接下來再計算一單位80大卡的蛋白質和脂質類食物的重量，大約是一兩肉、1/2杯鮮奶、一杯脫脂奶、一個蛋及一大匙沙拉油。

米元80大卡有許多優點。首先，它熱量統一，全部都以80大卡為單位；其次，它的三大營養素：碳水化合物、蛋白質和脂肪的分類十分清楚；第三，它是按照中國人的飲食習慣所設計的，以米為基準來推算其他食物；第四，這個代換表容易教、容易學也容易記憶，尤其它以台斤、台兩為單位來計，非常容易理解吸收。此外，它適用於多種的疾病範圍，也有益於糖尿病患的飲食自由化。

升糖指數

　　糖尿病人最關心的問題就是這個東西能不能吃，吃了以後血糖會上升多少，這是一般民眾的說法，套句營養學及醫學上的術語，這叫做升糖指數。

　　說得更詳細些，升糖指數就是碳水化合物食物互相之間上升血糖的比較。在國外通常以白麵包當作基準，也就是以土司麵包當作百分之百，其他的主食吃了以後兩小時，血糖上升的曲線下面積拿來跟白麵包的血糖曲線下面積相比。最近我拿在台灣地區常見的17種主食來相比，發現如果我以米飯的兩小時血糖曲線下面積當作分母，其他主食的兩小時血糖曲線下面積當作分子，就可以得到一個比數。其中血糖上升比米飯高的有：稀飯106、米粉101、糯米115、饅頭102、糙米107；升糖指數比米飯低的有冬粉99、麵97、白麵包98、番薯94、麵線93、綠豆83、紅豆83、玉米73、湯圓90、豆簽98。

　　這樣說來，是不是上升血糖幅度比較小的食物，也就是升糖指數比較小的食物，糖尿病人就可以多吃呢？答案是否定的，因為碳水化合物食物雖然上升血糖的幅度有小的差異，可是這並非決定糖尿病人多吃或少吃的唯一標準。我們必須考慮到，同樣量的碳水化合物在身體造成的

影響是類似的。也就是說，它們都有同樣的熱量，所以不能因為這個食物的升糖指數很低我們就多吃，那個食物的升糖指數很高就少吃，以免造成血糖升降更劇烈。

上面的研究只是顯示，一群正常人所吃主食上升血糖的情形，事實上每個人的情況又有很大的差異。舉例來說，你若連續兩天在同樣時間吃同樣重量的米飯，也連續兩天在同樣時間內測血糖，測出來的結果仍會不同。為什麼會這樣呢？因為一個人除了吃下去的碳水化合物會影響他血糖的幅度外，前一天的體能活動、運動，這一天心情的好壞等個人及社會的因素都會影響血糖上升的情形。

至於為什麼不同的碳水化合物，使血糖升降的情形會不一樣，我想我們可以從碳水化合物的組成來看。大家可能不知道，不同的植物其所含碳水化合物的成分也不同，不同的碳水化合物在身體中消化分解的速度也不一樣，且其所含纖維的多寡也會影響食物的吸收。烹調與否是另一影響因素，烹調後食物澱粉糊化，使酵素更容易分解，若在烹調時加入許多油脂，則會使食物的消化吸收變緩慢。

上述許多因素都會影響升糖指數，此外，經過加工研磨製造的麵條，會比麵包更不易消化，因為麵條是實心的東西，消化酵素不容易進去，麵包饅頭經過發酵，則有助於消化酵素分解的工作。當然，麵條越粗，升糖指數也越

低。再者，鹽也會影響消化酵素的工作，麵條及麵線的升糖指數有顯著差別，就是因爲麵線裡加鹽的關係。

吃的藝術

　　現代人好享口福，在享受美食的同時，也希望追求健康。站在醫學營養的觀點，「健康美食」很值得推廣，不過怎樣才算是合格的健康美食呢？

　　在我心目中，「健康美食」須具備四項積極條件：一、作料添加少，二、新鮮，三、廚房手藝獨具匠心，四、衛生，和一項消極條件——不違反自然生態平衡。

　　根據我研究文明病與飲食的關係，發現脂肪太多是現代人健康的最大敵人，而中國菜的口味一向就是油重肉多，不注重食物的原味。像糖醋魚的作法是將魚裹粉油炸後，再澆上很多酸酸甜甜的醬，色香味俱全，好吃得沒話說。但是很難分出魚本身的好壞新鮮程度，況且，作料加多會增加食物的熱量，造成現代人的健康負擔。其實在澎湖吃海鮮只是加水燒而已，這是因為食物本身夠新鮮，才能這樣簡單地烹飪出美味。

　　對於糖尿病患而言，凡是富含脂肪，尤其是動物性脂肪，以及加糖的食物，都應盡量避免。因為動物性脂肪不利於血管，易引起血管硬化，而加糖食物則易升高血糖及造成肥胖。所謂富含動物性脂肪的食物，中式餐點包括五花肉，或豬油做的食物，西式飲食則包括以奶油、起司及

火腿做的餐點。

　　不違反自然生態平衡是當今文明社會的「新道德」，因為野生動物並非供食用而生存。而梅花鹿、伯勞鳥、野生熊等動物因為人類的口慾而遭大量捕殺，也會造成今後生態失衡的後遺症。

　　考慮到外食族的飲食衛生時，餐廳的選擇變得很重要，尤其是嗜吃生冷食物，或吃花吃草的人士，必須格外仔細挑選衛生條件好的餐廳，才能安心享受美食，又不必擔心寄生蟲、食物中毒等疾病纏身。

　　另外提出九點健康美食的準則供大家參考。首先，我們應該多選擇纖維素高的全穀類、蔬菜類食品，而不要選擇太精緻的多次加工食品。因為食物本身的精華，如：礦物質、糙米胚芽的維生素E、水溶性維生素等，在繁雜的烹飪加工過程中，會遭到破壞。若以快炒處理，營養素流失較少。

　　其次，最好不要喝酒。酒含的營養素極少，只有卡路里，飲酒會傷肝，且導致發胖，雖然國內有研究報告指出，偶爾飲用少許酒有益於血管擴張，但整體而言，喝酒還是「弊大於利」。最後，少吃調味料添加過多或膽固醇高的食品，如：豬油、牛油、奶油做的油炸食品。

　　享受美食是一種樂趣，但考慮到健康問題，即使美味當前，也得多盤算一下，謹慎食用。

談酒色變

糖尿病人能不能喝酒？或者把問題範圍擴大一點，一般人能不能喝酒？

先說正常人好了，一般醫學會、營養學會、健康研究專家並不反對正常人喝酒，只要懂得節制，適度飲酒無可厚非。事實上，少量的酒可能甚至對心臟有一點點好處。此外，在西方社會，從羅馬帝國到現在兩千多年來，它一直是一個社交上必須要使用的食物，這食物現在已普遍被社會認可，所以不喝酒在西方社會幾乎是不可能的事。

儘管如此，我們卻不贊成酗酒。第一個理由是酒後亂性的問題。本來良好的關係會破壞，或本來比較畏縮的人，酒後變大膽起來，說些不該說的話，甚至做出一些不該做的事。第二個理由是，喝酒以後人體的控制力會降低，所以酒後開車可能會覺得前面的地方比較寬，事實上是會擦撞上去的。結果增加別人因為你而導致車禍的機會，或甚至造成自己車禍而斷送生命。

第三，酒是熱量很高的食物，它裡面所含的酒精，每一公克可以產生七大卡，所以喝酒喝多的人一定會胖。有人說，那我不喝啤酒，喝其他的酒好了，事實上，啤酒只是其中的碳水化合物多一點，其他蒸餾的酒類儘管不含或含很少的碳水化合物，也一樣有高熱量，會讓人發胖。最

後是新陳代謝的問題。酒喝多了，尿酸會增加，三酸甘油酯也會增加，造成身體更重的負擔，尿酸高跟三酸甘油酯高的人要特別注意這個問題。

　　談完正常人後，我們來看看糖尿病人的情況吧！糖尿病人是不是和正常人一樣可以喝酒？這個問題滿複雜的，答案亦是肯定、亦是否定。當一個糖尿病人控制良好的時候，他的情形可能會比較接近正常人，適量飲酒對他來講，可能會比較像正常人那樣被允許。可是當他血糖很高的時候，繼續再喝酒的話，會更加促進酮酸代謝，很有可能產生酸中毒。因此，糖尿病人若是病情控制不好，是一滴酒都不能沾的。當然，如果他已經有嚴重的心臟病或高血壓，那就更不能喝酒了。

飲食治療的原則

　　對慢性文明疾病而言，一般人總以為只有藥物能對病情有所助益，殊不知飲食治療亦在疾病的復元上佔有十分重要的地位。在糖尿病的治療上，飲食、運動、藥物必須三管齊下，缺一不可。

　　飲食的改善或許無法在短暫的期間內，對糖尿病情有明顯的治療效果，但是適當的營養可以避免或延緩病情惡化，並增加療效。飲食治療最重要的目的，在幫助糖尿病患維持正常的體重、正常的血糖、血脂肪及建立均衡的營養。

　　血糖是糖尿病人的指標，而食物會直接影響體內血糖的變化，所以我們必須了解每一種食物使血糖上升的幅度及速度。如：蔗糖比澱粉容易使血糖上升，而脂肪及蛋白質對血糖的影響則非常慢。

　　此外，血脂肪中的三酸甘油酯會因為血糖而變化，所以血糖上升也會引起三酸甘油酯上升。一般而言，食物只要熱量超過某一限度，血中三酸甘油酯就會跟著上升，然而含糖食物、高熱量食物及酒精，卻是大家常忽略的盲點。

　　均衡的營養是另一重要目標，任何營養素都不可缺

少，才能維持健康的身體。糖尿病人不能有食物的禁忌或偏食，以免影響身體功能，造成貧血、皮膚不好、視力降低，甚至影響抵抗力，加速骨質疏鬆症的產生。因此我建議病人，每天至少要吃兩種不同的水果，每餐一碗綜合青菜。

飲食治療的一大重點是熱量的控制。換句話說，要注意食物的量，不要超過了總熱量。一般糖尿病人男子，身高在160~170公分的輕度工作者，只需要1800大卡上下，而女子在150~160公分之間的輕度工作者，只需要1500大卡左右，老人家則更要再降低1~200大卡。

此外，我們要注意蛋白質與脂肪的攝取不要過量。目前由於醫藥進步，糖尿病患壽命也大大延長，因此預防動脈硬化成為食療的重要目標。以蛋白質來說，一公斤體重只能攝取0.8~1公克，攝取量並不多，脂肪攝取量至多也只能佔飲食總熱量的20%~30%。

雖然今天糖尿病患的飲食一直朝多樣化發展，相關的營養資訊也非常豐富。然而我們的調查顯示，真正遵照醫師囑咐而選擇食物份數者只有32.6%，67.4%的病人仍然不顧疾病限制，照樣大吃不誤，而且女性病患貪吃的情況比男性更嚴重，飲食過量的比率高達78.5%。為了健康及病情控制著想，病友們真的必須自我控制，下決心改掉嘴饞的習慣，否則治療的效果將事倍功半。

7 運動處方

運動時生理上的變化

運動對生物的意義是找尋食物、逃生、戰鬥、生殖的必要活動。人類運動會引起身體血液中葡萄糖的消耗、肌肉裡肝醣的迅速分解，來供應身體所需要的能量，這能量就像汽車的汽油，而胰島素就像一把鑰匙，開啓細胞的門，使能量能夠使用。

對正常人來說，運動時會減少胰島素的分泌，以維持一定的血糖值，不致過低，且葡萄糖的代謝會變好，可以在比較有效率的情況下，進入細胞，爲身體所利用。但是糖尿病的皮下胰島素反而會因爲血液循環的增進而增加，這時血糖會迅速下降，造成低血糖的危險。

運動前，我們會教導糖尿病患對體力有額外支出時和在下列情況下可以：

1. 在運動。運動中及運動後，都要攝取額外的碳水化合物。如：五穀根莖類、水果、餅乾等適用於短暫的、臨時的即興運動。

2. 在運動前那次胰島素，應該適當的減少──這項適用於長時間的，有計畫的運動。

我們舉例來說明，假如現在要去游泳了，病人可以在運動前半個小時，吃25公克的碳水化合物，就相當於50公克的土司麵包。兩個100公克的蘋果或半碗飯。又如要踢足球，那麼除了運動前的25公克外，在中場也應吃25公克，踢完後，再吃12公克。即使是散步、逛街，若時間太長，也應該事前吃含25公克的碳水化合物。

假如要整天爬山、健行、遠足或騎腳踏車旅行，胰島素的劑量要減半。

這是提醒大家的一般原則，每一個病人有每個人的情況和特質，唯一能夠確定血糖的是自己的測定，而病人胰島素的注射、運動量的多寡、飲食單的設計，都應在專業人員的指導下進行。

最後談到運動時，應隨身攜帶物品，以防急性低血糖症的發生，其必備物品為血糖機、血糖試紙、葡萄糖及額外的碳水化合物──麵包、餅乾等，以補充能量消耗時所

需的食物。

低血糖要預防，也須了解處理方法，以免危及生命。

什麼情況下不能運動

由上一章節我們了解到患有糖尿病的人，在運動上要謹慎小心，避免血糖過低。但不要以為運動就一定會降血糖，許多患者在未經醫師診斷治療及衛教，誤將雞毛當令箭，拚命地做運動，卻不知當血糖上升到每100毫升350毫克以上，如果沒有藥物治療而運動會造成酮酸血症，產生酸中毒，甚至暈迷。

這是因為要維持血糖的值，需要胰島素。當血糖上升到350mg/dl時，表示胰島素已非常不夠，這時再運動，沒有外加胰島素，會造成對抗胰島素的荷爾蒙增加，並更加劇了胰島素不足的傾向。

運動雖然是治療的三大項目之一，但不是唯一的方法，需要在醫師的指導下，學習飲食、運動及藥物三方面的控制。再則國人常習慣於空腹做運動，若是注射胰島素的病人，空腹運動很容易發生血糖過低的危險狀況。因為靜止時與運動時血糖下降弧度不同，皮下注射的胰島素在運動時，由於血液循環的增加而快速吸收，所以血糖很容易下降至危險的範圍。

總之，在控制不良的病人體內，血中缺乏胰島素，運動後會使血糖更加升高。有注射胰島素的患者都需特別小

心，不宜空腹運動。

一般來說，糖尿病人要如何運動才適當？這要看病人個別情況而定，病人若只是飲食就能控制或者口服胍類的降血糖藥物，因為幾乎不會有低血糖的狀況，只要他體力可以負荷，應該沒有什麼限制。但若是吃磺胺尿素類的藥物患者，運動量太大，則有可能發生低血糖的狀況。所以運動的時間，不要挑在肚子餓的時候，運動的時間及強度也要控制，不要太劇烈，不要太久，否則要調整劑量。

前面也有提到注射胰島素的患者，由於運動增加胰島素的吸收，以及增加胰島素的作用效率，所以加強了降血糖的能力，他可能會持續較久的時間，所以會影響到正常的胰島素注射量的平衡，所以盡量不要在傍晚或晚上從事較劇烈的運動，以免在半夜時，發生低血糖症。

請牢記什麼情況下，不能運動：

1.血糖不明時。

2.已知有糖尿病，卻不驗血糖不看醫師。

3.血糖值超過350mg/dl以上。

4.空腹運動。

運動應注意身體狀況

運動的好處大家都知道，可是有那麼多的運動，到底什麼運動最合適呢？我想應先請教醫師。因為年齡漸增後，劇烈的運動並不適宜。

在醫學上，最高心搏數和年齡、運動有個表，可以知道在年齡增長之後，其心搏數在運動後，就不能像年輕時那樣快。所以年齡增長後，應從較溫和的運動開始，達到最高心搏數的60%就夠了。

我們知道最高心搏數隨年齡變大而減少，也就是說運動量、強度要減少。若剛開始運動時，應從低強度，也就是溫和的運動開始。

運動最怕沒有恆心，沒有恆心就不能達到預期的效果，選擇適合每天都能做的運動，不限場地、時間等最好，並且注意強度。

脈搏數的測量，自己也可以做，即在運動時，以手壓頸動脈或壓在腕脈搏上測量。

我們要注意下面的事情，第一點，運動做起來是不是很輕鬆？精神是否愉快？會不會太累？能否持續？第二點則是運動量、強度的控制，譬如關節疼痛或者是胸部中央有疼痛的感覺，因為關節疼痛的話，長久繼續下去，可

能會使已經退行變化的關節炎更嚴重，胸口疼痛，則可能有心絞痛的情形，可能運動量超過心臟所能負荷，應盡速請教醫師。

另外還要注意低血糖及水分、電解質的平衡，如：運動流汗，應補充運動飲料，即補充水分與礦物質，維持平衡。在寒冷的天氣，運動時要注重保暖，更不能逞強。如天冷時，清晨從溫暖的被窩進入到這個環境之下，血管會收縮以保持身體恆定的溫度，但可能會有引起心肌梗塞的危險。又像熬夜、節食後，運動的量應重新評估，逞強運動，只會造成傷害。

最後應選擇合適的鞋子，因為鞋子不良，可能是引起雞眼的原因之一，而雞眼又是糖尿病人截肢，最重要的一個原因之一。

另外還有一些疾病是不能運動的，如：視網膜出血。糖尿病人在半年內，沒看過眼科，眼睛有模糊狀況的話，就不應該運動，運動會使出血更嚴重，引起失明。

最後再強調血糖超過350mg/dl以上，不應該運動，應先請教醫師治療糖尿病。

設計的運動後，實行前要先做暖身運動，因為人體在長期沒有運動而急劇運動時，會產生心肺以及肌肉沒有辦法協調的問題，若是游泳時則因抽筋而發生危險。所以要熱身運動，熱身運動應該要維持2~3分鐘以上。而65歲以

上的人，可能要10分鐘，慢慢使身體血液循環增加，使得
肌肉開始進入情況，這時候才能夠開始運動。

運動量

首先我們要強調，人體會隨著運動而得到好處。如促進血液循環、增加末梢血管的流通、改善肢端麻木，亦可增進心肺功能，若呼吸道容易感染，心臟比較不能負擔沉重的壓力，也會隨著運動而漸漸改善。

運動又可增加廢物的排除，增加新陳代謝速率，使廢物從腎臟、汗腺排出。也可以促進消化和吸收，增加我們新陳代謝，對第一型的糖尿病，若還在成長階段，也可以促進長高。因為第一型糖尿病患，通常比正常人矮，所以促進身高非常重要。另外又可使肌肉發達，使身體形象認知，受到鼓舞。還有運動也會增加社會的和諧性——結交朋友、增加判斷力及增加對生活的創造力、紓解壓力。

我們若光從運動量表來看，只能了解到單位時間內，各種運動所需的熱量而已。所以我們現在來討論各種運動的特色。

糖尿病人，運動量能從最低的開始做，可能從散步開始，散步所需的強度不高，使用的肌肉也相當的多，不限時間、地點，任何人都可以做。唯一的弱點是，它可能帶來社交程度較少。同樣的晨跑也是，但強度稍強，使用到肌肉也多些，但卻不是任何人都適合。對很多年輕女性的

糖尿病患，韻律舞是一個選擇，有節奏感，是種團體活動，愉快程度會比上述多，其弱點就是不是隨時都可以做，也不是關節老化的人能做的，不過它的強度較高，訓練的肌肉也較多。

騎腳踏車與散步、跑步類似，強度可以從低到高，但使用的肌肉可能比散步少些。雖然騎腳踏車，可以在鄉間的小路上，看更多的事物，愉快程度增加，但現在台灣即使在鄉間騎腳踏車也不是很安全，再加上景觀被破壞，所以愉快的程度降低，所以我們要愛護鄉土，保護環境。

而球類運動對糖尿病患來說，運動量可以任意調整，也比較有社交性，所以愉快的程度會增加，如：乒乓球、羽毛球。軟式網球也是老年人可以從事的活動。網球的話，它的運動量、強度就比較高，對老年人而言，若是已經有健康障礙的話，就比較不適合。

另外一個是花費較昂貴的高爾夫球，對老年人而言，也是一種合適的運動。至於排球老年人就比較少嘗試，事實上，排球對沒有關節障礙、變化的老年人，也是一種很好的活動。槌球是國內新興的熱門運動，本中心有自己的球隊，每天早上六點在忠誠公園，許多病患度過快樂時光。

減肥

　　台灣地區糖尿病患者，根據作者抽樣調查士林、北投地區30~39歲的人，有2.5%得糖尿病；40~49歲，6.5%得到糖尿病；50~60歲，有13%得糖尿病，成等比級數增加。另外，肥胖度的身體質量指數(身體質量指數＝體重〔公斤〕／身高^2〔身高以米計〕)越大、機率越高。

　　為什麼糖尿病患在台灣如此多呢？綜合原因：

　　1.飲食、熱量過高。如：飲食西化、脂肪增加。

　　2.缺乏運動(生活環境改善之後遺症)。

　　3.生活緊張、情緒壓抑時，發洩於吃的上面。

　　4.國人體質含易患病之潛因高，所以中國人比白種人　較容易得到。

　　而第二型糖尿病，大部分是由肥胖引起的。家族遺傳的因素當然也必須同時考慮到，因為糖尿病是遺傳性很強的疾病，約有一半的遺傳機率，父母親只要單方面有第二型糖尿病，其子女終其一生，有一半的機率會得到。

　　糖尿病發病的初期，多半病人身體肥胖沒有症狀。直到短時間內，體重急速下降，才到醫療院所檢查出來。那為什麼肥胖的人容易引起糖尿病呢？因為肥胖的人，胰島素作用的效率較差，雖然肥胖的人，胰臟分泌的胰島素的

量，比體型正常或瘦小的人多，但是有家族糖尿病史的肥胖者，無法分泌更多的胰島素來代謝身體越來越多的脂肪時，所以胰島素仍處於相對不足的狀況，於是就容易得到糖尿病。

　　今天，不論是否有糖尿病，維持理想的體重，可以減少很多慢性疾病的發生。因為肥胖會引起身體因物理負擔過重而引起的疾病，像：退化性關節炎、疝氣、坐骨神經痛等，都是因為體重過重壓迫所產生的狀況。肥胖造成的高胰島素血症，引起的疾病有糖尿病、心臟冠狀動脈心臟病、高血壓及高血脂等症。

　　肥胖增加身體的負擔，對糖尿病患而言，更是雪上加霜，增加胰臟的負擔，加重身體對胰島素需求的相對不足，因此糖尿病患，更應維持理想體重。

　　糖尿病良好的治療，要飲食、運動、藥物三方面的配合。飲食治療，其實說穿了就是熱量調整飲食，也就是在控制體重均衡營養，不要因飲食不當，而加重病情。當然適當的運動對胰島素利用的效率會提高。由於糖尿病患使用藥物控制血糖，若要用飲食、運動減肥，一定要跟醫院密切配合，避免低血糖的發生。

　　前面有談到運動的注意事項，現在來看飲食控制的一般原則：

　　1.切忌快速減肥。

2.一天以減少500大卡以內爲原則。

3.均衡飲食，只有控制量，而非設定種類。

4.隨時檢驗血糖，與醫師、營養師密切配合。

近年來，腰圍或腰臀圍比成爲熱門研究話題，我在士林、北投的研究顯示，腰圍是最簡單測量內臟脂肪的方法，因此保持腰圍不中廣，可以有效預防糖尿病。

8 探討藥物

磺胺尿素類及雙胍類口服藥

糖尿病在藥物治療方面，有口服藥與注射兩種，作用與功能各有各的特色。有時候需要雙管齊下來治療，有時則單獨使用，醫師依病情給予適當的處方。現在我們來認識糖尿病口服藥。

大部分第二型(即所謂的成年型)糖尿病人，都可以在發病的初期，用飲食來控制治療，然後人體胰島慢慢的衰退，逐漸需要口服藥。因為發病初期，胰島的功能還不錯，飲食控制後，胰島還可維持正常功能。當胰島慢慢衰退，不能維持正常的血糖值時，則需藥物的治療。而優先被考慮使用的是口服藥。

口服藥物治療的大前提是：透過完善的飲食治療、還

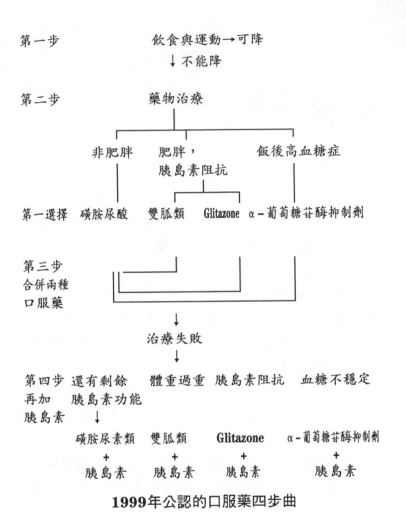

第一步   飲食與運動→可降
                                 ↓ 不能降

第二步   藥物治療

                   非肥胖   肥胖，   飯後高血糖症
                           胰島素阻抗

第一選擇   磺胺尿酸   雙胍類   Glitazone   α－葡萄糖苷酶抑制劑

第三步
合併兩種
口服藥

                             ↓

                         治療失敗
                             ↓

第四步   還有剩餘   體重過重   胰島素阻抗   血糖不穩定
再加   胰島素功能
胰島素   ↓

          磺胺尿素類   雙胍類   Glitazone   α－葡萄糖苷酶抑制劑
             +   +   +   +
           胰島素   胰島素   胰島素   胰島素

1999年公認的口服藥四步曲

須有健全的腎臟與肝臟功能。因為沒有正常的功能，這些口服藥物是不容易被代謝與排泄掉的。這時候，血中所含藥物的濃度大為提高，會引起嚴重的低血糖症，甚至死亡。這也是目前各大教學醫院急診室，低血糖病患最常見的原因。

因此，除了上述治療的前提，像第一型糖尿病、嚴重發炎、大手術、緊急的大病與懷孕時，都不能使用口服藥。年紀大的糖尿病人，也要小心使用，因為年紀大，身體各部位功能，都較衰退，否則容易引起低血糖症。

1990年代之後，新的口服降糖藥從多方面作用，因此1998年起，醫界有一些看法，決定用那些降血糖藥為優先考量。

認識藥物的作用與副作用

　　話說糖尿病的口服藥傳統上有磺胺尿素類和雙胍類兩大類，其作用各不相同。

　　磺胺尿素類的作用，可分為胰島本身及胰島外兩方面，前者增加胰臟分泌胰島素，後者則增加葡萄糖代謝的效率。其副作用只有極少數的病人會有，如：皮膚疹、皮膚發癢、肝功能障礙、腹部不適、腹脹等。但都非常少見，若發生了，只要醫師調整藥量，狀況就可以改善，但若仍然存在時，則考慮使用其他的治療。一般而言，這是非常安全的口服治療藥物，唯一常見的情況是用藥過量，或病人飲食延遲或減量，引起血糖過低的情況。

　　雙胍類的作用機轉可分為三方面：1.是使胰臟分泌胰島素，但沒有磺胺尿素類作用強；2.是增加胰島接受器的結合能力，即增加胰島的效率；3.抑制腸胃道對糖分的吸收。因為雙胍類沒有胰島的作用，所以作用較弱，通常與磺胺尿素類合用，而它的副作用，常見的有口中苦澀異味、惡心、嘔吐、食慾不振、腹痛、脹氣、下瀉等。當然這副作用也是因人而異，不是每一位都有，如果有上述症狀，應請教醫師，是否應調整處方。

　　糖尿病既然是胰島素在人體的需求相對不足，那有人

會說，為什麼不直接吃含胰島素的藥就好？因為，事實上胰島素只能注射，不能用吃的，它是一種蛋白質，若用口服的經過腸胃道的消化分解吸收後，已不是我們所需的胰島素，而是簡單的氨基酸小分子，沒有治療效果。

使用口服藥方不可操之過急，劑量太高，引起低血糖，太少又無法達到預期效果。所以應在飲食治療後，從低劑量開始服用，維持正常的體重與血糖。那可不可以自己購買成藥服用？這是不可以的，因為血糖與藥物、身體之間的關係，並不是很單純的，需要有經驗的專科醫師，才能做完善的診斷。糖尿病是種慢性病，它可影響身體的各部分器官，各器官間又環環相扣，也許服藥一段時間後，檢驗血糖，血糖值一直低於正常標準，以為糖尿病好轉了，自己就擅自減藥。殊不知可能是肝、腎功能，急速下降，無法完成正常的代謝，以致血中的藥物一直維持高劑量，這是非常危險的事，會併發致命的低血糖症。

9 認識胰島素

胰島素與糖尿病

　　胰臟有胰島，胰島會分泌許多的荷爾蒙，其中會下降血糖的荷爾蒙稱爲胰島素。

　　胰島素的作用，是在血糖上升的時候，使血糖能夠進入到細胞，變成身體能量的來源；所以它就像一把鑰匙，可以打開細胞的門，使血中的葡萄糖能夠進入細胞。

　　正常人的胰臟會隨著進食，而分泌比較多的胰島素，所以血糖能夠維持在一個正常的範圍。假如得了糖尿病，由於胰島素的供應，沒有辦法像正常人那樣子的充足。所以身體的葡萄糖，就沒有辦法有效的利用，使得細胞的門閉鎖著。這時候，血中的葡萄糖就越來累積越多，所以細胞相對的，也得不到足夠的能量來源，身體會覺得沒有力

氣、衰弱。而相對的，血中的糖分越來越高，會進入到小便裡，造成很多很多的尿液，這時候身體就越來越消瘦了，也會想喝很多很多的水。

尿液通常要血糖超過180mg/dl，才會出現尿糖。因為我們的腎臟，能夠從過濾的血液當中，回收180mg/dl以上的血中的糖分。假如超過這個濃度的話，小便便會出現糖分，這也就是為什麼部分糖尿病的人，並不是所有的人，都會有尿多、口渴的現象的原因。

若已經有尿多、口渴的現象，就表示血糖已經上升很高、很久了。從這個觀念，我們可以了解，偏方的治療，可能是效果有限的。因為糖尿病並不等於只有消瘦和口渴而已。古時候的消渴症，可能只有1/10是糖尿病；假如是給他退火的藥的話，可能會使得那10個人裡面的9個人，隨著退火藥的作用，而覺得症狀改善了。可是對真正的糖尿病而言，還是一樣沒有治療效果。

現在大家應該可以了解到，古時候的「消渴症」，並非今日的糖尿病。而且更重要的是，糖尿病的所謂尿多、喝水多和吃得多，這三多的現象，也不是每一個都有。所以糖尿病的人，並不能因為說：我沒有這樣的症狀，糖尿病就可能已減輕了。正常的人，也不能說，沒有這樣的症狀，就不去驗血檢查。

胰島素的種類與作用

　　糖尿病的藥物治療，除了口服的磺胺尿素類及雙胍類外，還有直接注射的胰島素。

　　胰島素的作用，則與身體胰臟分泌的胰島素一樣，是開啓細胞的門，使血中葡萄糖（血糖）能進入細胞爲細胞所利用，於是血中的糖分會下降，像一把鑰匙一樣。

　　科技的進步，人類利用合成的方法，製造跟人類一模一樣的胰島素，爲糖尿病患造福。當病患因懷孕、嚴重發炎、手術、腎衰竭及第一型糖尿病，口服藥不能使用時，注射胰島素是唯一的治療方法。

　　維持人類正常的生理功能，有賴於健全的內分泌系統來調節，像胰島分泌胰島素，每次的量與作用時間都與進食、運動、作息等息息相關。今天，雖然可以注射胰島素，來彌補身體分泌不足。但由於身體激素呈週期性變化，又因進食、運動呈不規則變化，因此人類製造各種胰島素，以供應身體需求。

　　胰島素的種類，從生物來源看，胰島素可分爲人的、動物的。人的胰島素即前面所提到的，用人工合成的。而動物的胰島素則是從豬或牛的胰臟提煉製造的。牛的胰島素與人的不同，且其過敏免疫反應過強，易引起皮膚過敏，豬的則只有兩個胺基酸與人的不同，所以動物的胰島

素以豬的最適當。

　　若依胰島素的作用時間來看，則有長、中、短效三種。長效的胰島素作用在24小時以上，由於作用時間延長，所以比較沒有作用高峰時刻，但相對的每次作用曲線變化也較大。中效的胰島素作用在18~24小時，其作用最強的時候是注射後8~10小時。短效的作用時間最短，但可以達到較高的濃度。長效、中效、短效各有作用，並不是分別好壞的標準。

　　短效胰島素，最常用的種類為水溶性、清澈的。常被稱為「通常的」胰島素，這類胰島素在皮下注射後吸收快速，因此常用於急性糖尿病併發症及控制飯後的血糖，其作用期間不長，約6小時，所以一天至少要打3次，即三餐飯前各打一次，以達到控制血糖的目的。

　　為維持血糖值的正常，醫師會給病人不同的劑量及種類的胰島素處方，常見的是短效與中效胰島素混合成比例。為省掉許多混合抽取胰島素的手續，聰明的商人就預先混合，例如：短效佔10%與中效90%，短效20%與中效80%，短效30%與中效70%等。雖然省掉抽取的麻煩，但血糖值時有波動，所以兩種胰島素若能自由混合，應該較有機動性，能調整劑量及比率。

　　近年來有超短效的人工合成胰島素，因為它是置換的胰島素類似物，所以作用時間快，可在飯前馬上施打。

胰島素的劑量與保存

　　先要了解胰島素在正常人的分泌時，是自動的。當血糖上升時，胰島素就分泌出來；可是當病患需要注射胰島素時，卻有固定的時間，即進食吃東西，要配合胰島素在血中的濃度，才不至於血糖上升過高。因此完全沒有胰島素分泌的糖尿病人（第一型糖尿病及部分第二型糖尿病），必須每天至少兩針，才能維持胰島素在血中的濃度，以控制血糖。

　　早餐前30~45分鐘，及晚餐前30~45分鐘各打一針，其作用的顛峰常在午飯與晚飯之間，及半夜三點鐘的時候，會有低血糖的現象，改善的方法可以在下午吃一次點心。但半夜低血糖的現象，卻無法避免，這是傳統兩次注射法的限制。不過筆者主張睡前打，而不是晚餐前打，因為醒前三小時，人體需要胰島素漸增，早餐時又需要大量的胰島素，所以醒前是中效胰島素的顛峰時段，最似正常人胰島素在血中的濃度，恰能使血糖正常，而不致使血糖過低。

　　許多病人雖然注射兩次，但血糖仍控制不良，假如他的血糖過高，是在飯後兩小時的血糖值，那早餐前的胰島素，可以混合小部分的短效胰島素，即可得到不錯的改

善。唯一要注意的是，短效的作用高峰，常在飯後兩小時，所以可以在早上增加一份點心，以維持正常的血糖值。

那我們要如何保存胰島素？胰島素是生物製劑，有其一定的保存期限，在標籤上印有效期限。除了過期的胰島素不能再使用外，假如胰島素的顏色或外觀有所改變，也不能使用。所謂外觀改變，就是有沉澱與結塊，結塊無法因搖晃而混合均勻。

未使用的胰島素，應放置冰箱內保存，溫度應在攝氏2~8度，也就是冰箱下層，放蔬菜的地方。胰島素也不能結冰，因爲一旦結冰，再解凍，其作用效率會有所改變，無法預知其作用的時間及治療的效果。若是已經開封啓用的胰島素，在室溫25℃時，可以保存30天，應該不會變壞。

在旅行的時候，常常無法讓胰島素維持冷藏狀況，這時唯一能做的事，就是避免溫度的急速變化以及太陽的直接照射。假如旅行過久，尤其在熱帶地區，小冰盒是必備的，但要避免胰島素與冰盒的壁面直接接觸。

抽取胰島素的訣竅

抽取胰島素時，需做的準備工作有：

1.需要空針、胰島素和消毒用的酒精棉球。

2.以肥皂及清水洗手，並把酒精棉球擦拭於注射部位
的皮膚。

3.以酒精棉球擦拭瓶口。

4.用雙手水平來回搓揉，以混合均勻瓶內的胰島素。

抽取的步驟：

1.將注射器的內塞往後拉，抽取所需胰島素劑量的等
容積空氣。

2.把針頭插進胰島素瓶上的橡皮蓋內。

3.將抽取的空氣打入瓶內。

4.將胰島素瓶倒置，用左手握住胰島素瓶，並保持跟
眼睛一般高，再抽取比所需的量多一點點，用手指
輕彈注射器，這可使氣泡上升消失。

如果患者需要中效與短效兩種胰島素合打時，要怎樣
來抽取這胰島素呢？常見中效胰島素，作用時間24小時，
看起來是乳白色，會沉澱，即一般說「混」的胰島素。在
使用抽取之前，必須先將瓶子平放在手中揉搓，使其混合
均勻，但不能產生氣泡。而短效胰島素，清澈透明，本身

就很均勻，使用前不需要這樣的過程，由於呈清澈透明，所以一般稱「清」的胰島素。

合打兩種胰島素時，一個原則，一定要記得：先抽「清」的，再抽「混」的胰島素，即先抽取短效胰島素後，再抽取中效胰島素。

舉個例子來說，如果一個病患需打「混」的中效胰島素14單位，「清」的短效胰島素8單位的情況下，應先抽取14單位的空氣，打進「混」的胰島素瓶中，須注意不要碰到裡面的胰島素，拔出。拔出以後，再抽取8單位的空氣，打入「清」的胰島素瓶中，將瓶子倒置並抽取出比8單位再多一點點的胰島素，用手指輕彈注射器，使氣泡上升，再輕輕地將注射器的內塞往前推，氣泡就被趕出來了。抽取的胰島素仍是8單位。同樣的方法再抽「混」胰島素14單位，只是使用「混」的中效胰島素時，別忘記先將其混合均勻才好。

「清」和「混」的前後要牢記在心，因為像這樣的抽取，難免不小心會有少許胰島素混合到，若是先抽「混」的中效胰島素，會把一部分的胰島素留在短效的胰島素瓶內，以後剩下瓶內的胰島素作用會有所改變。所以，再次提醒你，合打胰島素時先「清」再「混」，切記！切記！

注射與消毒

原則上身上所有的部位，只要不是神經、血管或關節的地方，都可以打胰島素，較常注射的地方有：

1.上臂之外側。

2.腹部。

3.大腿外側及前側。

4.臀部。

在不同的部位注射，因有不同的血流，吸收的速度，也不一樣。吸收效率最快的是腹部，再來是上臂，最差的是大腿。打入的胰島素應在皮下，而不是皮內（太淺）或肌肉（太深），不正確的注射深度，會影響胰島素吸收及作用速度。四肢的動靜不一，血液的供應隨時在變化，吸收速度較不穩定，而腹部皮下部分，是吸收速度最穩定的地方。

注射胰島素時，依皮膚的厚度，注射針與皮膚可以在呈45~90度之間選擇。厚的皮膚，針與皮膚表面垂直呈90度，薄的皮膚則呈45度，這樣打進去的胰島素才不至於進入肌肉。注射時，先擠出注射的部位，用另一手把針筒插入，先反抽看看有沒有血液回流，若是沒有，則將胰島素注入皮下即可。取出針筒，若有流血的話，應用棉球壓住，

但不可揉擦。

消毒是注射的必要項目。70%的酒精濃度，足以殺死大部分皮膚上的細菌，可以降低被感染的機會。

要注意的是，注射位置必須更換，因爲連續在同一個地方注射，會使得該處的皮下組織纖維化，有硬塊、萎縮等現象，影響胰島素的吸收，所以應該輪換注射位置。在輪換注射位置時，不同部位有不同的吸收效果，如能運用這個特性，血糖可以控制得更好。

像腹部的吸收較快，而早上身體對胰島素的需要量較高，所以早上注射在腹部皮下，剛好能滿足身體的需要，晚上則因胰島素的需要量，在晚飯後不再進食，而身體的胰島素的需求減少，這時應選擇注射腿部，吸收較慢，因此血糖的控制更理想了。

除了注射部位不同外，還有其他的因素會影響胰島素的吸收，像熱水澡、溫暖身體的熱水袋，在注射位置推拿、按摩及肌肉運動，都能增進注射在皮下的胰島素，快速進入血液循環內。相反的，在注射部位降低它的溫度，像洗冷水澡、冰敷，則會使胰島素吸收減慢。

胰島素自動注射幫浦與筆型注射器

胰島素被用來控制血糖，治療糖尿病，是糖尿病治療上的新里程，也是人類史上，生物製劑應用在人體上的大事。近十年來，人類模仿胰島素分泌胰島素的曲線韻律，在三餐進食前，注射胰島素，於是開發了胰島素自動注射器和筆型注射器。

胰島素自動注射器又稱胰島素注射唧筒，或稱開放式人工胰臟。使用者跟它形影不離。一般說來，這類產品可分為有微電腦及無微電腦控制兩大類。前者的好處是可以事先計畫每天在那個時間，注射胰島素的量，然後輸入電腦，所以半夜至清晨未醒時的血糖韻律可以修飾。它的缺點是維修麻煩，也比較貴。

後者好處是比較便宜，但要改變注射速率需要當時以機械方式轉動。兩者療效相似，這種自動注射器以皮下注射為多，但身上插著那麼多的胰島素，除了麻煩外，危險性也增加許多。為了降低危險，我們應給病人更多的教育，讓他們有足夠的能力，處理突發狀況。最重要的一環就是自我測試血糖，自己調整胰島素劑量，自己衡量營養素劑量及進食。這樣才能把「開放式人工胰臟」，運用得好像「身體的一部分」。

筆型注射器：在胰島素發明後的初期，胰島素需要在三餐飯前注射，滿麻煩的，若能打一針維持一天該多好。但是1935年發明了中效胰島素，理論上作用長達24小時，並不能解決問題，反而造成病人要配合胰島素，要在注射後8小時吃點心，生活起居完全失去了自己的意願。

1970年末期興起進食自由化的觀念，就是想吃東西的時候，再注射胰島素；這是根據正常人有基本的胰島素分泌，及吃東西時引起的胰島素分泌。所以呢，就刺激了人工胰臟及其他注射器的研究，人工胰臟前面已談過了，知道了它的優缺點，而筆型的注射器，病人需在進食前注射，這種治療的基礎在於病人教育，病人一定要學會自己測血糖，自己調胰島素，自己目測食物，否則容易弄巧成拙，血糖反將起伏不定。

現在胰島素有長、中、短效及多種比例混合等多種，比以前更容易運用，能調整適當的劑量與比例。另外，還有專門為糖尿病人製造注射胰島素時所需的注射器、劑量器注射筒。此劑須與注射器連在一起，用畢時可丟棄，非常方便與安全，不過大前提仍是病人的自我照顧教育。

各種注射胰島素的器具，隨著需要而被發明、製造，原則上選用方便、安全的即可。

10 病情資料管理

血糖與測血糖機

　　人的血管就像是四通八達的公路，公路上有許多卡車，運輸各種資源，在各地互通有無。所以從消化道吸收來的營養，會經過血管搬運到各器官與組織，其中最重要的營養素之一是葡萄糖，人體就是靠葡萄糖來維持呼吸、心跳、新陳代謝等，這個血中的葡萄糖就是我們所謂的血糖。我們所吃的東西，一旦進入消化道，就會被分解，經腸壁吸收進入血液，血糖因而上升，這也就是能量的來源。

　　影響血糖的因素，像使血糖上升的因素有進食、生病、發燒、壓力、煩惱等，而使血糖下降的有運動、口服藥、胰島素等。

糖尿病患的胰島素完全不足，或是相對不足，以至於空腹的血糖，無法控制在正常的60~120之間。胰島素不夠的時候，血中的葡萄糖，無法進入細胞，因為胰島素就像是一把鑰匙，沒有鑰匙，細胞的門就打不開，所以血糖會上升。

利用血中有葡萄糖的特性，可以知道身體的胰島素分泌不足的情形，而自我測定血糖的機器，一般稱為血糖機，也就應運而生了。

糖尿病的治療要從飲食、運動和藥物三方面來配合。配合的狀況，全憑血糖數值顯示。因此學習使用血糖機，對糖尿病患的自我照顧，相當重要。可以藉由血糖值的監測，了解運動、口服藥、胰島素、吃東西、生病、發燒、壓力等等生活瑣事對血糖造成的影響。進而學習應付這些狀況，提升生活品質，達到完善的自我照顧。

讓病人看到自己——自我檢測血糖簡介

對已罹患糖尿病的患者而言，良好的血糖控制是防止併發症產生的最佳保障。要達到此一目標，除了靠運動、控制飲食以及遵照醫師指示服藥以外，最重要的是病人要具備自我血糖檢測的能力，才能精確地掌握血糖的變化，控制病情。

由病人自行操作血糖機來檢測血糖，最基本的目的就

是病人在醫師指示下，每天規律地偵測自己的血糖值，將自己血糖在各時段內的變化提供給醫師與衛教師，作為修正醫療方式或修正先前的生活方式與飲食習慣的依據。

然而，由病人來自行檢測血糖不無其挑戰性。首先，病人要能克服一些心理和習慣上的障礙來接受定期的自我檢測。其次，病人本身要有充分的知識來選擇最方便最容易操作的血糖機，以減輕檢測時繁瑣的步驟。

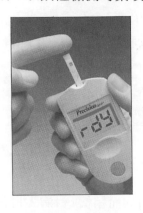

如何克服自我檢測的障礙

許多人不肯進行自我檢測的原因是基於怕痛。其實，只要注意採血的部位及檢測前多甩甩手，就可以減少採血時疼痛。冬天溫度低時先用溫水泡手，促進手部之血液循環，並輪流在十指上採血，就可以避免因頻繁採血而產生指頭皮膚組織變化。同時，正確的採血方法可避免因操作

不慎而需重複扎針。正確的採血技巧為在扎針以前，可以先輕輕按摩指頭，讓血液經過少許的壓迫而集中在指頭的末梢兩側，再從較少神經分布的指頭兩側扎血，有助於減輕採血的痛苦。

　　有些器材供應廠商亦開始提供較細的採血針頭，來減輕對皮膚和皮下組織的創傷。同時，較先進的血糖試紙對血量的要求亦有減少的趨勢。採血之血滴樣本從最早的15甚至20uL到最新的5或3.5uL，對本來就不容易採集血滴的病人如老人、婦女和小孩都是一項福音。

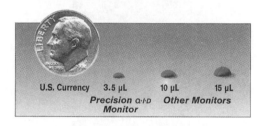

　　有些比較陳舊的血糖機，對病人日常的檢測並不是非常方便的，比如說，有些血糖機必須要端端正正地平擺在桌上，方可進行檢測，而且整個測試過程需要30~40秒之久，顯然不符合現代人的快節奏生活方便快捷的要求。更有某些血糖機的設計與結構在機器上滴血或將滴了血的試紙直接插入機器內來進行測試，不但難以清洗其所留下的血汙，甚至有可能造成對機器的汙染。在選購血糖機

時，應特別注意。

　　試紙保存與效期問題亦是病人關心的焦點。現在市面上有售的血糖試紙，可大略分成筒裝以及單包鋁箔裝兩種。對病人而言，筒裝雖有方便的優點，但密封筒一旦打開之後，空氣與溼氣進入筒內，極易使試紙變質。尤其是台灣屬高溫、高溼的氣候，不當試紙儲存的環境對偵測準確度產生負面的影響。國外有研究報告指出，在空氣中暴露2~18小時後的試紙，就足以產生平均高達20％的變化，而有血糖值降低的現象。所以單片鋁箔包裝的試紙對病人應較為理想，而整罐無單片鋁箔包裝就要報廢。

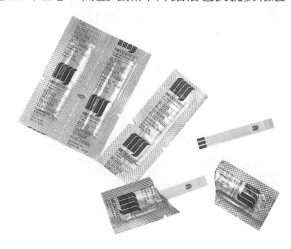

　　至於血糖機準確度的問題，病人在選擇上可從下列幾方面考慮：

1.準確度應不受高度與光線強弱影響，任何時地均可測試。
2.試紙最好能自動摒除體內藥物及其他干擾物質，正確地讀出血糖值。
3.不論坐臥，任何姿勢均可測試，提供正常的血糖。
4.理想的血糖偵測系統應在滴血量不足的情況下不啓動，避免數值偏差或出現準確誤差；同時，在一定時間內（通常是30秒）滴下第二滴血起動偵測過程，而不需浪費原來這一片試紙，減少對病人的經濟負擔。

為妥善記錄血糖偵測之數值，現在市售之血糖機均有機內記憶之裝置，通常可儲存10~125次的功能。這項功能使得病人能利用電腦系統來連線管理數值，幫助病人及衛教專家正確了解和評估血糖控制狀況。

總而言之，病人所使用的家用血糖機在設計上應特別為使用者設想，盡量減少因病人操作上產生的錯誤，並應具有節省試紙成本和資料管理的功能。

血糖、尿糖與檢驗

當我們身體裡面胰島素不夠的時候，就好像細胞的門沒有鑰匙可以打開，導致血中的葡萄糖進不了細胞，無法代謝，結果血糖就會上升。這時候大多數人的腎臟會從過濾的血液中回收部分血糖。然而當血糖升高，超過每100毫升180毫克時，就超過了腎臟能夠過濾吸收的極限，這時候過高的血糖會從尿液中流失，造成尿糖。一般而言，老人較不容易出現尿糖，孕婦則比較容易有尿糖，因為孕婦回收血糖的限閾較低，老人則反之。

測量血糖及尿糖是自我控制糖尿病的方法。測量尿糖的目的在於，由尿糖的流失來估計血糖升高的程度，因為血糖越高，尿糖會越多。目前因為驗尿糖比較不易得知糖尿病確實的病情，這種方法已漸遭淘汰。

至少血糖要怎麼測呢？利用現代科技，我們只要在手指頭或耳垂上扎一針，用機器或試紙就可測出血中糖分的濃度。學會自己測血糖對於需要注射胰島素的病人十分重要，尤其是當醫師診斷他們為低血糖時，或是他們在運動、減肥、生病時。

驗血糖好像是寫日記，可以讓醫師跟自己知道血糖控制的情形，我們也可因日常生活的改變、食物的改變等，

拿血糖記錄來跟醫師討論如何調整血糖，及調整胰島素或口服藥的劑量。驗血糖還有其他許多好處。舉例來說，一個人可能在他還沒發燒的時候，血糖就已經升上去了。藉著驗血糖，我們可以在自己感覺到之前，就從血糖的數字看出身體情形的變化，也可以對臨時發生的情況馬上了解。其次，若有病患改變運動方式、運動時間，也可以在運動之前、中、後檢驗血糖，就可以知道需要再吃多少碳水化合物。

最重要的一點，驗血糖是1980年代新的糖尿病治療上最重要的一個標準方式，因為沒有驗血糖就談不上自我照顧。自我照顧就是要使病人能夠隨時調整自己的運動、藥物、食物，使血糖能一直控制在正常範圍，而沒有驗血糖，談這些控制都是徒然。

糖化血紅素是品管的方法

我們的血液中有紅血球，紅血球裡面最重要的蛋白質叫作血紅素。血紅素這物質能使紅血球攜帶比水多好幾百倍的氧氣，它是人體內運輸氧氣最重要的一種物質。

血紅素的功能除了運輸氧氣及養分外，它對糖尿病人還有一項重要的好處，就是藉著它在不同血糖濃度下所表現出來糖化的情形，我們可以判斷病人血糖控制的好壞。為什麼我會這樣說呢？因為當我們的紅血球從骨髓裡製造出來，進到血液循環以後，血紅素與血液裡的葡萄糖，也就是血糖，會慢慢發生作用，而產生糖化血紅素。一般正常人糖化血紅素的百分比在6%以下，而血糖越高，糖化血紅素的濃度就越高，血糖越低，糖化血紅素的濃度就越低，所以我們可以藉糖化血紅素的測定，來判斷病人血糖控制的情況。

大家或許不知道，我們的紅血球只有120天的壽命，之後紅血球就會死亡。但是每一天都會有新的紅血球被製造出來，所以新的紅血球和舊的紅血球總是會混合在一起。因為這個原因，我們只要驗一次糖化血紅素，就可以知道過去4~6週之間血糖的平均情況。

糖化血紅素跟血糖最大的不同點在哪裡呢？簡單地

說，血糖是每一秒鐘都在起伏變化，糖化血紅素則是表現出最近一段時間的情況；糖化血紅素越高，也暗示著這個人得併發症的可能性越大。

我們可以嘗試用醃醬瓜的道理來理解，當糖化血紅素的百分比很高時，代表血糖也很高，而我們的身體除了紅血球浸潤在血糖當中，身體的組織及器官也都浸潤在這高濃度的血糖溶液裡。這就好像我們把身體的組織浸泡在放有許多鹽跟糖的醬缸裡面，等於是在醬醃自己身體的很多蛋白質，無怪乎會造成病變了。這就是為什麼糖化血紅素越高的人，他們將來得併發症的機會也越大。

我們從每一天血糖起伏的曲線，可以看出它整個的變化趨勢及血糖上升下降的幅度。而糖化血紅素可以顯示出，這個人過去血糖平均是多少，是糖尿病病情管理的一個指標。

食的韻律與健康的飲食分配

遠古的人類以打獵捕捉動物，及採摘果實來填飽肚子，所以在當時是居無定所，吃當然也沒有定時。再加上也不知道何時才能獵到動物或採到果實，當時的人類，就和其他動物一樣，為求活命，尋找食物。漸漸的人類運用智慧，捕捉動物到定點飼養，也開始種一些可以吃的植物，於是居無定所的人類，逐漸進步到以農業和畜牧的生活，吃的問題解決了，於是有了定時。中古世紀的歐洲一天吃兩餐，現在全世界的人大都吃三餐，有的還有點心。吃也慢慢有了時間的規律。

四十年來，台灣的飲食已從匱乏到飽足，人們吃的食物，也逐漸趨向於吃進大量的肉和精製的食物，許多西方文明社會常見的死因，也迅速在國內竄升，像：糖尿病、高血壓、大腸癌等無一不跟吃有關。

那在食物上，我們應如何選擇，以符合健康呢？根據衛生署對國人的飲食建議是：醣類食物佔總熱量的58~68%，蛋白質食物佔總熱量的10~14%，脂肪食物佔總熱量的20~30%。也就是飯一天要吃6~8碗，魚、肉、豆、蛋一天要選用3~4份，牛奶1杯，蔬菜1台斤，水果3份，類似像這樣的建議，三餐定時定量，才能常保健康。

但由於經濟的繁榮，人們逐漸捨去粗糙自然的食物，喜歡隨興滿足口腹之慾。吃含油脂豐富、很有口感的食物，像炸雞、薯條、奶油、調味料加很多的食物，及大量的肉，口渴時的罐裝飲料更是方便。人們不需要費力地去尋找食物，又有許多空熱量（只提供熱量，沒有其他的營養素）的食物，於是造成過度飲食。多餘的熱量在我們身體裡堆積變成脂肪來儲存，人就變胖了，雖說熱量是過多攝取，但基本所需的營養素卻有不足的現象，文明病也就悄悄的在人體上登陸了。

　　大致上來說文明病包括有腦中風、高血壓、動脈硬化、盧血性心臟病（狹心症、心肌梗塞）、糖尿病、肥胖症、慢性肺病以及癌症，這些疾病的發生原因都跟「吃」有關，不可不謹慎。

　　最新的美國飲食推薦建議：油脂的攝取要低於總熱量的30%。選用魚、去皮禽肉、瘦肉、低或脫脂乳製品替代肥肉、全脂乳製品，多吃蔬果、穀類及豆類，限制蛋黃、油、脂肪、油炸及其他油脂食物。醣類則要高於總熱量的55%，每天至少吃5份的蔬果，特別是綠色、黃色蔬菜及柑橘類水果，並且每天吃至少6份的主食及豆類食物。

　　蛋白質方面則在中等程度即可，像我國衛生署推薦的一樣，並非反對吃肉，不過高蛋白質的攝取，可能造成尿中鈣質的流失增加，不可不慎選你的三餐飲食。

營養素質指數與熱量密度

　　兩個數值相比，稱為指數，譬如：去年的物價與今天的物價相比，那就是指數。而素質就是那東西的品質好不好，營養素質就是說你吃進去的食物，所含營養素的「種類」多寡，還有所含營養素「量」的多少。熱量密度則是單位內含有多少熱量。熱量密度若用電腦分析，可以節省很多時間。

　　我們藉著電腦快速分析、評估病人營養狀況，稱為營養素質指數，以個人電腦建立國產食物的國產資料庫。筆者參考了美國及日本的資料，然後讓電腦分析營養素攝取量與建議量的百分比。譬如說有一個人一天吃進去的鈣質有300毫克，而推薦量是600毫克，那他吃進去的鈣質為建議量的50%；假如熱量的建議量是2000大卡，而他吃了1500大卡時，那麼他達到建議量的75%。他所吃的鈣質營養素質指數是50%除以75%等於66%，表示這個人所吃的食物含鈣質稍差。

　　熱量密度等於食物熱量除以食物的重量。熱量密度就是在同樣單位重量下，比較各種食物的熱量多寡。工業革命前，大多數的食物，熱量密度都很低，即使多吃一點，熱量也不會太高。但是現在有許多精製及加了很多添加物的食物，如：蛋糕、巧克力、漢堡、炸雞等，食物熱量密

度偏高，容易吃進較多的熱量。所以熱量密度是健康的飲食及食物選擇的指標。

常聽人說這個有營養，那個有營養的，到底什麼有營養呢？其實每種食物都只有部分的營養，也就是說要吃進不同的食物後組合起來，才能有均衡的營養。

就像穀類（五穀米飯）能提供很好的熱量來源（碳水化合物即醣類），牛肉提供蛋白質、鐵質、維生素B_{12}但沒有維生素A、C、D，鈣也很少。柑橘類則屬富含維生素C，蔬菜裡的葉菜類則含很多的維生素，水果和蔬菜並提供了豐富的纖維質，各有各的營養。

一個人若照飲食推薦量來吃，大概能夠達到健康的需求，而不會生病。但有極少數的人，照推薦量來吃仍然不夠。一般人通常會吃超過「每日營養素建議攝取量」。

常會有人說像維他命丸多吃一點兒不是很好嗎？多吃一點兒，會更健康嗎？但是營養素到推薦量的百分之百是最高了，再多也沒有生理效用，更多就可能會中毒，所以營養素的攝取並不是越多越好。

中國人有「補」的觀念，從古時候到現在都一樣。古時候，吃不飽、穿不暖，「補」是合情合理非常合乎當時的狀況，但現在不僅吃得飽還吃得好，「補」實在是沒有特別的意義，甚至造成負擔。

今天很多人依樣畫葫蘆把維他命丸這類東西拿來

補。本來一天吃一顆，可是有些人就會一天吃十幾顆，遠遠超過身體所能負荷的量，於是變成揠苗助長反而有害身體。

飲食治療單

　　飲食控制是糖尿病裡最重要的治療方法之一，糖尿病人的飲食是以正常的一般飲食為基礎，控制進食的量，為熱量調整飲食。

　　由於糖尿病的藥物作用時間，是跟我們進食的餐次以及時間有關，因此三餐定時定量的原則一定要把握住，切勿大小餐。要知道糖尿病人身體的胰島素，是相對不足或是絕對不足。吃東西後，15分鐘血糖就上升起來，若沒有配合藥物控制，血糖就居高不下，因為胰島素不夠。這也就是為什麼糖尿病的藥物，要在飯前15~30分鐘服用的原因。但是要注意的是，已經吃了藥之後，卻不吃東西、吃得太少或是延後進食的時間，會造成血糖降太低，引起病人有四肢發抖、頭暈、冒冷汗、肚子很餓、心臟猛跳、精神無法集中、心內突然發慌等低血糖症狀，甚至昏迷死亡。

　　相對的若是吃太多，原本身體胰島素就不夠了，這時候更不夠，血糖不能維持在正常值而偏高，造成更多的糖分無法供身體所用，而由尿液排出，人就越見消瘦了。

　　把握住飲食原則再根據米元80大卡食物代換表的觀念，病人就可隨意地設計自己的飲食菜單。不過要先知道

需要多少熱量才行。即男性身高減掉80再乘以0.7，得到的是他的理想體重，再乘以每公斤理想體重所需的熱量（30或40依工作輕重來分），就是這個人一天所需的熱量，同樣女性是身高減掉70再乘以0.6，再乘以每公斤理想體重所需的熱量。

舉例說明當一天1500大卡及1800大卡時的飲食設計如後。

1800大卡食譜

食　　物	早　　餐	午　　餐	晚　　餐	備　　註
稀飯	1碗			主食10份
飯		1碗	1碗	
綠色蔬菜	1碗	1碗	1碗	蔬菜1.5份
水果		1份	1份	水果2份
蛋	1個			蛋白質6份
脫脂奶	1杯			
肉		2兩	2兩	
油		1.5湯匙	1.5湯匙	油質3份

各類食物1份舉例

主食1份　乾飯1/4碗、稀飯1/2碗、麵條1/2碗、土司1片、地瓜1碗、綠豆1/2碗。

蔬菜1份　白菜3碗、茼蒿菜2碗、紅蘿蔔1碗、海帶3碗、絲瓜1碗、皇帝豆6個。

水果1份　西瓜1斤、蓮霧4個、蘋果1個、泰國芭樂1/4個、

橘子1個、荔枝5粒。

蛋白質1份　豬牛肉1兩、雞鴨肉2兩、白鯧1/2條、豆腐1
塊、蛋1個、脫脂奶1杯。

油脂1杯　沙拉油1湯匙、美奶滋1/2湯匙、花生1/5碗、瓜
子1/5碗、奶精2湯匙。

1500大卡食譜

食物分類及份量	食物種類	早　　餐	午　　餐	晚　　餐
主食9份	稀飯	1碗半		
	乾飯		7分滿碗	7分滿碗
蔬菜1份	綠色蔬菜	1碗	1碗	1碗
水果2份	各式水果		1份	1份
蛋白質5份	肉	1兩	1兩	1兩
	蛋	半個		
	豆腐		半塊	
	脫脂奶	1杯		
油脂2份	沙拉油		1湯匙	1湯匙

糖尿病飲食原則

　　一般而言，糖尿病患者除了精製糖以外，什麼都可以
吃，只要注意吃的份量而已。至於各類食物每人可選用份
量的多少，視其性別、年齡、身高、體重與活動而定。

　　一般飲食原則如下：

　　1.要吃各式各樣的食物，不可偏食。

　　2.要定時定量，維持合理的體重。

3.少吃脂肪高的食物，例如：油炸的食物或高熱量的乾果類。

4.炒菜宜用沙拉油，忌用動物油。食物宜多採用清蒸、水煮、涼拌等方式烹調。

5.少吃含鹽分高的食物，不要吃得太鹹。

6.少吃含膽固醇高的食物，如：內臟類、蟹黃。

7.多選擇富含纖維質的食物，如：全穀類的食物，未加工的豆類、蔬菜、水果，可延緩血糖的升高。

8.盡量不吃加精製糖的食物。若嗜甜食者，可選用糖精，如saccharine或阿斯巴甜（aspartame）代替砂糖來使用。

11 日常生活篇

甜頭的來源——購物指南

　　純果糖在室溫下的甜度是蔗糖的1.2倍。用同樣的量，是比較甜，對糖尿病患者而言，純果糖所引發的升糖指數，較葡萄糖低很多，所以許多市售果糖都標榜其有甜度高用量少且熱量低的好處，宣稱適合擔心體重過重的人和糖尿病患者食用。但是市面上部分果糖卻不是純果糖，僅由不同比例的果糖與葡萄糖混合而成的，只能算是高濃度的果糖糖漿，雖然標榜具有純果糖的功效，其實甜度和引發的血糖反應都跟一般蔗糖相差不大，糖尿病患者若誤信其功效，而不加節制吃食，一樣會有引發血糖過高，甚至休克的危險。

　　除了果糖外，低熱量的甜味劑如：阿斯巴甜、山梨糖

醇的製造，更滿足了許多想吃甜的又不能吃甜的人。這些甜味的代替品就是俗稱的代糖，低熱量幾乎可以忘記它有熱量。不過這時候要注意，並不是所有添加代糖的食物，都能夠享受甜味不發胖。要知道，本來怕吃糖怕胖，甜點飲料都摒棄於門外，現在加奶精的咖啡也多喝了兩杯，本來不吃蛋糕的，現在因為它是「代糖」做成的，所以也吃，於是不知不覺就多吃了許多東西，也就慢慢地囤積在身上造成肥胖。

對糖尿病患者而言，均衡的營養再加上熱量限制飲食，他的食物就跟一般人一樣，只是在量上要注意，還有，就是甜的食物最好能克制些，以免過量，所以購買一般生活所需的食物，應該也沒什麼要特別注意的。

至於想吃食物時，最好它的甜味來源是糖類代替品，而不要是砂糖、冰糖、方糖。糖尿病飲食推薦的新趨勢，是熱量的需求能維持理想體重即可。食物方面除了前面提到的醣類、蛋白質、脂肪的攝取比例，另外要注意膽固醇攝取。使用代糖、鹽分的攝取、酒精的影響及維生素、礦物質的補充。

如果體重控制及新陳代謝狀況良好的糖尿病患者，適量的糖是允許的，沒有控制的糖尿病患卻不行。想吃甜食時，要限制進食的量，不然就是用代糖增添口感。

最後提醒大家的是，使用代糖時，請詳看說明書，因

為有些代糖不能直接加熱，不耐高溫，會分解而沒有甜味，還有一些人因為本身體質，不能使用加了阿斯巴甜的代糖，所以使用前不妨請教一下醫師或營養專家。

烹飪與外食

　　糖尿病人的飲食其實就是熱量調整飲食,低熱量食物的選擇與烹調,是飲食治療的課題重點。

　　這還必須用前面提到的熱量密度觀念,低熱量食物的選擇原則是選熱量濃度低的食物。也就是相等重量的食物,含熱量較少的。第一點像油脂及糖分含量較少的,選用不油膩、不太甜的食品。第二則是水分含量較多的,如西瓜與香蕉之中,當然選用西瓜。三則是纖維含量較多的,像:新鮮水果與果汁,就要選新鮮水果。第四是吃來麻煩,吃不多又花時間的食物,如:多骨肉類,使用餐時間變長。第五則是選用不為人體消化吸收的無熱量食物,如:洋菜及其製品。第六則是選用甜的代用品──代糖。

　　會選低熱量食物之後,當然也要知道居家生活時,對低熱量飲食的烹調技巧,才不會顧此失彼,前功盡棄。有六點要注意:

　　1.用油少的烹調方式,如:蒸、煮、烤、滷、燻、醃、
　　　凍、涼拌、燙、燉、涮、泡等,像:湯麵比炒麵好、
　　　粥比炒飯好、蒸餃比鍋貼好、三明治比漢堡好等。

　　2.避免勾芡或加麵糊做成濃湯狀。如蛤蜊冬瓜湯比酸
　　　辣湯好。

3.湯要除去浮油後再食用。

4.湯類,不要加太多材料,如:竹筍湯比西湖牛肉湯好。

5.吃飯前準備一碗熱開水或熱湯,將過多的油或醬先涮掉後再吃。

6.避免吃的量無法控制,將做好的菜餚事先分成數盤,每人一份。

居家生活的飲食,雖然可以照著醫師、營養師的囑咐來做,但現在的工商社會,各式的宴會、應酬卻在所難免,糖尿病人難道沒有辦法克服飲食上的限制,而失去一些社交活動?事實上,了解飲食原則後,外出餐飲的選擇,更能得心應手,運用自如。像中式自助餐的進食取用方式就可以:

1.用餐前先喝一碗湯。

2.多選用蛋、雞肉、魚肉、瘦肉。

3.每餐至少選用一份豆製品。

4.各種綠色青菜。

麵館中的點菜方式:

1.湯麵。

2.各式小菜。

西餐的點餐方式:

1.濃湯品嘗一兩口即可。

2.生菜沙拉，沙拉醬盡量少沾。

3.麵包不塗奶油、果醬。

4.甜點不吃。

5.飲料選擇不加糖的咖啡或紅茶。

宴會應酬時：

1.冷盤內各種肉類、魚類皆可。

2.各道菜中雞、魚、瘦肉、蛋的部分皆可，但避免糖醋及油炸。

3.多選用各道菜中的青菜來吃。

4.喝燉雞的湯、甜湯及太白粉勾芡的要避免。

5.以茶代替飲料及酒。

6.勿吃甜點。

7.放慢進食速度，細嚼慢嚥，若吃便當時，選擇滷味、紅燒肉、滷蛋、白斬雞等，避免油炸的雞、魚、排骨等。

總之，外出飲食最容易蛋白質類食物過多，特別是宴會應酬，每道菜嘗個味道即可，吃太多了反而增加身體的負擔。

工作

　　糖尿病的治療需要藥物、運動、飲食三方面配合，以維持正常的血糖值，也就是要有規律的生活起居，因此糖尿病病人也可以從事極大部分的工作，而且可以和正常人一樣勝任。

　　工作的選擇方面，最好能夠有規則的上下班時間的行業，因為糖尿病人飲食時間，起居作息較適合規律的生活。再者還要體力的支出有規律的行業，糖尿病人並不適合今天跑上跑下，而明天整天坐辦公室，血糖會因活動量的改變而不穩定。第三點則是工作上可以允許吃點心、測血糖和尿糖的行業，糖尿病人打針的時間和進食吃飯的時間都需要嚴格執行，才能維持正常的血糖，測血糖是控制糖尿病的指標，所以缺它不可。

　　所以有些職業就不適合，譬如說必須輪三班制，有日班、夜班、大夜班的工作，身體荷爾蒙及進食的規律會因為輪三班而破壞正常的規律，血糖也就不穩定，易造成突發狀況。另外，則是對自己及他人的安全會因為低血糖等危險性有妨害的行業，以及在工作上，無法兼顧飲食治療及測量血糖、尿糖的行業也都不適合。

糖尿病患者應隨身攜帶糖尿病人識別卡、糖果，以防發生狀況時，讓別人能做最好的因應措施。

駕駛、旅行與出國

　　糖尿病人除了規律的生活外,外出旅遊活動對身心的調劑,具有很大功能與意義,但先決條件是,血糖的控制良好。

　　血糖值除了受作息時間影響外,也受其他因素的影響,譬如使血糖升高的原因有:額外的進食、活動量太少、工作精神壓力大、生病、發燒、各種疾病、胰島素的注射太少及懷孕時。而血糖會降得太低的原因有:額外的體力透支、不吃東西或吃得太少、或進食時間延後、胰島素注射過多、生病、嘔吐、吃不下東西、喝酒等。

　　由於低血糖會危及生命,因此對於低血糖的發生,我們要做事前的防範措施。

　　如果必須駕駛長程路途時,每次開車時,一定要檢查是否帶了下列的東西:

　　1.糖尿病證件。

　　2.至少六塊方糖或果汁。

　　3.餅乾、葡萄糖。

　　4.點心或儲備的食物,開車前最好驗一次血糖,即使有輕微的低血糖,旅行也應延期至安全地度過低血糖期間爲止。長途開車時,每3小時應該休息一下,

測試一下血糖。假如每100毫升120毫克以下，而且有下降趨勢，應該吃兩個單位米元的食物，例如：兩片土司。

在開車途中有任何低血糖的現象時，應立即休息進食，一旦血糖恢復正常，才能繼續開車，夜間應該禁止開車，還有開車的速度也要節制，視力應該每半年檢查一次。

旅行或出國，對糖尿病患者而言不是夢想，只要他的血糖控制良好，並且做好充分的準備，一樣可以享受愉快的假期。如下列準備工作：

1. 請隨身攜帶糖尿病人識別卡，出國者應攜帶英文的病歷摘要（請醫師開具），註明本人是糖尿病人，現在的治療方法及劑量。

2. 隨身攜帶糖果、餅乾以防低血糖發生，帶乾糧可以當點心。

3. 隨身攜帶藥物，一份藥量，放在手提行李裡，另外準備一份放在旅行袋中。一方面隨時需要，一方面怕中途丟掉。若須攜帶胰島素時，注意不能直接曝曬到陽光。

4. 飲食仍須控制量，並以清淡為宜。

5. 最好結伴同行，彼此有個照應。

除了上述準備外，對食物的評估，判斷自己要吃多

少，並對當地的食物、風土人情要先有概念。作息起居不
要有太大的變化等，有了充分的準備，糖尿病人也能愉快
的旅行或出國。

擇偶、結婚與生產

糖尿病人能否結婚、生子，相信是許多尚未婚嫁的患者所關心的，答案是肯定的。

以優生學來看，在選擇對象時，就應對其家族性疾病，進行了解。決定攜手共度未來時，應做婚前健康檢查，若有糖尿病，應誠實相告，這樣對方完全了解後，才能協助你控制血糖。

而結婚的另一件大事——性生活，也是患者所困擾的，糖尿病病人的性問題，一直存在，但大家閉口不提，也就心事誰人知了。事實上，許多患者的性問題，並不是糖尿病的併發症所致，而是心裡想著——我有病、我有病，生理也就好像跟著不適。適度給予精神上的鼓勵，應有助於實際狀況。

至於糖尿病患者想擁有自己的小孩，這就要和醫師密切配合了。因為患者是男性的話，常會有男性不孕症即倒退射精，射出去的精液沒有向前進，反而後退到膀胱，當然精子游不到卵子那兒，也就無法受孕。

若患者為女性的話，由於此時的母體主要功能為孕育與保護胎兒，因此健康的母親才是胎兒所需的。所以懷孕前，先要確定母體的腎臟功能、眼底、血糖是否控制良好。

懷孕後的飲食與血糖控制要注意的是：食物方面是均衡的飲食，照孕婦飲食推薦，前期不增加熱量，中期每天多300大卡，末期每天多300大卡。藥物方面，口服藥會透過胎盤，使胎兒分泌胰島素，因而容易造成新生兒低血糖症，所以懷孕期間，血糖的控制全賴胰島素的注射。

由於孕婦的胃口會改變，食慾也不是頂好，因此血糖的監測，有其必要性，可確知身體血糖狀況及需要胰島素的情形。

另外糖尿病患的血糖若沒有控制好，很容易造成胎死腹中，或產生巨嬰。其後者的發生原因，目前還不太清楚。總之，患者若想懷孕，須嚴格控制血糖，定期產前檢查，只要胎兒成熟度夠的話，盡早分娩，可以降低母、子的危險性。

妊娠性糖尿病與新生兒健康

　　女性與男性最大的差別,在於極大部分的女性會有懷孕的機會。懷孕對於大部分的女性是一種壓力。

　　從另外一個角度來看,女性的懷孕說不定也是一個好處。比如說,以預防糖尿病的眼光來看,女性比男性更多一層機會可以知道,她將來是不是會得到糖尿病。根據我們最近的研究,發現女性假如在懷孕24~28週之間,血糖有偏高情形的話,她得到糖尿病的機會就會增加。

孕婦耐糖

　　我們在十所醫療院所做24~28週50公克的葡萄糖耐量篩檢,然後再做葡萄糖耐量試驗,兩年後也就是第三年,我們再追蹤一次,我們再來探討,看結果有什麼樣的發現?我們發現身體質量指數越大(身體質量指數的算法就是體重的平方除以身高),她50公克篩檢的血糖會越高,妊娠性糖尿病的機會越大,也就是身體質量指數在22~24之間就可能往上升了。上升到130mg/dl以上的孕婦,再讓她做75公克的葡萄糖耐量試驗的時候,我們可以發現體重越重,身體質量指數越大的人,她得到不正常的機會越大,正常的機會相對的就越小,尤其是身體質量指

數大於26以上。

產後追蹤

產後兩年以後的追蹤，妊娠時有糖尿病的三個人中，有兩個人已經得到糖尿病，有一個人恢復正常，也就是說假如妊娠時候有糖尿病的人，他們將來得到糖尿病的機會增加。葡萄糖不耐症的病人有37位，我們追蹤到28位，結果有13位（46％）的人有葡萄糖失耐，也就是說妊娠時候有不正常，將來不正常的機會很大，這是我們得到的一個重點——懷孕的時候有不正常，將來還有不正常的機會，兩年以後還是會持續。

假如反過來看，看看懷孕前的體位，懷孕時血糖正常的人，跟懷孕血糖不正常的人，她們的體位之間有差異的。血糖正常的人，她通常是比較瘦。家族史也是有相關的，家族史有糖尿病的，他們得到妊娠性糖尿病的機會也會增加。我們剛才說危險因子，新生兒的體重過大，大於4000公克或小於2500公克、或分娩方式有剖腹產的。第三看apgar分數，生下來小孩子的活動度與膚色的分數，假如大於7就比較好，小於7就比較不好，5分鐘的時候小於8也比較不好。

這些因素拿來看也可以發現有明顯的差別，也就是說越胖的把他分成五等分時候，最胖的一組和正常組之間還

有差別。也就是說小孩子和母體因母親過重而產生，小孩子和母體在懷孕週期，生產前後的罹病率會增加，所以我們建議，做妊娠糖尿病的篩檢，不僅可預防妊娠性糖尿病，也可以預防高危險群的糖尿病。

新生兒體重

嬰兒的出生體重，是眾多的新生兒死亡原因最重要的因素，在美國新生兒死亡率降低的瓶頸，在於如何減少初生兒體重低的比例，尤其小於2500公克的個案，增加體重較重的初生兒比例。綜觀全面性可以發現，最低胎兒及新生兒週產死亡率在體重3500~3999公克的族群裡。而新生兒死亡率最低的族群是4000~4999公克的，而超過4500公克的族群，也比小於2500公克族群的死亡率低。

以標準美國的小兒科健康量表來評估結果。Burke等人發現，在3640公克時最健康，如體重偏小則健康偏較差。體重在平均之上的嬰兒，在健康及表現上都會比較好，一直到兒童期。尚有更多的研究報告顯示，神經學上的發育及成長在體重較大的兒童較好。美國新生兒的出生體重中數是3370公克，比平均數稍高。由於中數及平均數都不在最健康的體重範圍內，所以許多人認為美國的新生兒過小。

自從1950年以後，美國新生兒體重分布只有微小改

變。到現在仍然有7%的嬰兒是體重不足的。因此我們相信對於這個問題，應該尋求方法減少體重過低的初生兒。許多人更相信，在減少體重過低初生兒的同時，對於早產及子宮內胎兒生長遲鈍的問題，都會同時解決。

決定初生兒體重40%的因素，在於懷孕的週數、母親產前增加的體重、母親原來體位，以及孕婦抽菸的情況，最重要要算母親產前增加的體重了。

Mitdm等人在研究中指出，母親產前體重的增加，與新生兒的體重有直線相關。第二個因素則是母親懷孕前體位（身高與體重的關係），這兩個因素有相加的效果，第三個重要因素就是抽菸了。當我們不考慮前胎體重過輕新生兒病史的話，抽菸與第一及第二因素有相減作用，也就是說母親產前體重增加足夠及母親懷孕前體位很好，具有保護作用。反之，抽菸為害，所以在另一方面新生兒體重也不能過輕或過重。

現在美國以及很多先進國家有明文規定，懷孕的婦女必須在24~28週接受耐糖試驗，以便知道將來她分娩時，會不會受到妊娠性糖尿病所帶來對母子健康影響，所以在這裡我也呼籲相關單位能夠重視我們研究的結果。

酮酸血症與昏迷

假如任何嘔吐、惡心發生時，應檢查是否有血糖上升的因素，並確定血糖及尿中的酮酸。病人有脫水現象，應在醫院做輸液及胰島素治療，因為血糖的上升及酮酸的出現，他們從血中帶走了許多的水分進入尿中，所以才有大量脫水的現象。

酮酸血症在1922年胰島素還未發現前，是必死無疑。現在醫學的進步，在訓練有素的醫院及沒有併發症的患者，糖尿病酮酸血症已不再危險，死亡率在5%以下。萬一不發生酮酸血症，但是血糖高於600以上，那就表示身體有發生敗血症、肺炎、中風等致命急性病症，稱為「高血糖高滲透壓非酮性昏迷」，死亡率也就隨著提高了。在受過糖尿病人教育的病人，我們會給病人一個原則，在快發生酮酸血症的時候，胰島素應該在全天量的1/5以短效的胰島素馬上打入皮下，以後每三小時測一下血糖。每當血糖及尿酮酸過高時，都要再打20%的全天劑量，直到血糖在240毫克／100毫升，尿酮酸在2%之下。

假如血糖已經下降，尿酮酸還繼續存在時，可以再追加5%全天劑量的短效胰島素。在情況控制下來之後，病人應多喝水及進食，每兩小時應再測血糖一次，同時應開

始在每天固定的時間，使用以往劑量的中效胰島素。

這些處置一直沒見好轉，一定要住院治療。

有併發症，如：肺炎、中風等時，不能自己治療，應馬上找醫師住院治療。

生病時

生病時，運動量減少，體內抗胰島素的因素增加，這時血糖會漸漸上升，胰島素相對的就不夠了。這時候應密切注意血糖及酮酸，一旦出現高血糖及高酮酸時，要趕緊送醫，並與主治醫師取得聯繫及早處理。

生病時，血糖會上升，那酮酸為什麼高呢？因為血糖上升表示體內的胰島素相對不足，以致糖分無法進入細胞，為細胞所利用。雖然血中的葡萄糖這麼多，但細胞用不到，所以頻頻向身體發出葡萄糖缺乏的訊息，於是身體貯存能量的脂肪就被分解來產生葡萄糖，同時也產生了游離脂肪酸，太多的游離脂肪酸進入肝臟後，形成酮體，而酮體本身是弱酸性，所以酮體產生過多就成酮酸血症，必須送醫急救。

一般來說第一型（胰島素依賴型）糖尿病，較有可能發生糖尿病酮酸血症；而第二型比較少，但也不是沒有。較常發生的是高滲透壓非酮體性昏迷，因為這類患者本身還能分泌一些胰島素，可以抑制脂肪的分解。

像這個時候就須用胰島素來治療，而不是減少或不用胰島素。

除了生病外，外傷、開刀、糖尿病患者生產、懷孕都

須用胰島素來控制病情。舉個例子來看，懷孕時，身體組織、脂肪等增加，身體抗胰島素荷爾蒙也增加，因此需要更多的胰島素來維持血糖，那為什麼不用口服藥，而用胰島素？因為口服藥會經由胎盤，進入胎兒體內，引起胎兒低血糖，甚至流產等不幸的狀況，所以要避免口服藥。

12 急慢性併發症

急性併發症的發生原因與處理

　　糖尿病是一種全身性的疾病，因此併發症也是全身性的，依照病情急緩來分類，可分爲急性併發症與慢性併發症。

　　糖尿病患者發生急性併發症時，若無適當治療，常有致死的危險。急性併發症有低血糖症及糖尿病昏迷兩種。低血糖發生的原因有：額外體力透支、不吃東西或吃得太少、或者進食的時間延後、胰島素注射過量、生病、嘔吐、腹瀉、吃不下東西及喝酒所引起的。其症狀有心內突然發慌、四肢發抖、頭暈、冒冷汗、肚子很餓、心臟跳得很厲害、精神無法集中，更嚴重的低血糖，會使大腦失去燃料（葡萄糖太少），而進入昏睡狀況。其處理方法：若神智還

清醒時，馬上吃可以使血糖迅速上升的食物，像：方糖、糖果、汽水、可樂（不能是加代糖的低卡可樂）、巧克力等。假如病人已經呈現昏迷狀態，這時病人不能再吞嚥食物，所以不能再灌病人任何東西，唯一可以做的事是盡速送醫急救，一般醫師會給予靜脈注射葡萄糖，以及肌肉注射升糖激素。

糖尿病昏迷常見的有糖尿病酮酸血症、高滲透壓非酮體性昏迷及乳酸中毒、酒精中毒，後兩項較少見。

糖尿病酮酸血症的原因，是體內胰島素的極度缺乏及升糖激素過多，常發生在第一型糖尿病人上，可能是因為注射胰島素的劑量減少或沒有注射，或者是第一次發現糖尿病時，就是因糖尿病酮酸血症。另外是因感染所引起的，特別是呼吸道、泌尿道及腸胃道的感染。

還有就是胰臟炎、尿毒症及其他目前還找不出原因的。糖尿病酮酸血症的症狀有：小便多、一直喝水、全身無力、肌肉痠痛、疲倦、頭痛、惡心、嘔吐、食慾差、腹痛、呼吸不順。有時還有水果的味道、體溫下降等。處理方法是：送醫急救，這非我們一般人所能處理的。

高滲透壓非酮體性昏迷，發生的原因有感染、急性胰臟炎、胰臟腫瘤、內分泌疾病（如：肢端肥大症、庫欣氏症、甲狀腺高能症）、硬腦膜下出血、尿毒、燒傷、中暑、血液透析或藥物等，其症狀與處理方法都跟糖尿病酮酸血

症相似，常發生於年老的第二型糖尿病人。

　　最後要注意的是糖尿病酮酸血症及高滲透壓非酮體性昏迷，血糖高至每毫升數百毫克，所以發生急性併發症時，請先測驗血糖，確定是低血糖或高血糖，才能做出正確的判斷與處理。

升糖激素與反制激素

　　低血糖一經發現，要馬上處理，先吃下馬上會上升血糖的食物，像：方糖、糖果、果汁、汽水、再來測血糖。假如當時患者意識昏迷，不能給予食物，直接送醫，醫師會給予注射葡萄糖，以及升糖激素。

　　低血糖症的治療，是在促使病人的血糖立即上升，如果低血糖持續太久，我們的腦部細胞營養供應不足的話，腦部功能就會受到嚴重傷害，神智不清，昏迷不醒，甚至死亡。

　　既然低血糖危險性這麼高，難道身體本身沒有應變之道？有的。我們可以從夜間的低血糖看出。

　　夜間的低血糖，常不被發覺，因為身體的許多激素會分泌，促使肝臟放出許多新生的葡萄糖，於是血糖慢慢的就回復正常。我們可以從早上起床，會有頭痛、衣服潮濕有汗、精疲力竭看出端倪。當血糖急速下降時，腎上腺素會被刺激而分泌，以致產生交感神經亢進，身體出現冒冷汗、發抖、心跳快速、很餓、頭痛等。

　　待天亮後，到醫師那兒，驗血糖時，卻呈現高血糖，就是激素代償性調整反彈夜間低血糖的結果，即升糖激素與反制激素互相制衡的結果。

當有類似夜間低血糖時，床頭櫃上應備有方糖、果汁、巧克力等以防萬一，及夜間起來做血糖測試，詳細將所發生的狀況與醫師討論，再針對狀況調整治療。

慢性併發症

糖尿病是體內胰島素相對不足或絕對不足，而無法使血糖維持在正常的範圍，並且無法為身體細胞所利用。因此身體的血液裡，血糖一直是高於正常值。

這樣一個不正常範圍的血糖，會對身體產生什麼影響呢？他會引起血管病變、眼底病變、腎臟病變、神經病變等，全身都普及到的病變，然而依病情緩急，有急、慢性併發症。

糖尿病除了有醣類的代謝障礙外，他常跟高血脂、高膽固醇、高血壓、高尿酸劃不清界限，因此它的併發症多得令人難以相信，以下分七類說明：

1. 眼睛的併發症：眼瞼化膿發炎、眼瞼長麥粒腫、結膜下出血、虹彩新生血管、屈光改變、白內障、青光眼、眼底病變，都是因糖分增加，全身抵抗力減弱，失去原有的平衡。

2. 周邊神經病變，像感覺神經方面：手腳發麻像戴了手套和穿了長襪，有時候會有刺刺的感覺、運動神經方面，則是手指、腳趾靈活動度降低，走路、走樓梯不穩。自主神經方面，像流汗異常過多或過少，姿勢性頭暈，從坐到站會頭暈，必須慢慢進行，

並且手要扶著東西，眼睛對光線也是較不能適應，常會感到尿急，甚至失禁。腸胃方面則會有嘔吐、腹瀉或便秘，至於性慾方面則是陽痿、無法射精等。

3.腎臟病變：像蛋白尿、尿毒症，到這時候只能洗腎或腎臟移植，才能保住病人的生命。

4.心肌梗塞、狹心症：因糖尿病病人不只血糖不正常，也伴隨著高膽固醇、高血壓、高三酸甘油酯，因此患者的血管容易動脈硬化。

5.血管硬化：若發生在心臟則造成心肌梗塞或狹心症；若發生在腦部，再加上高血壓，易使血管內皮細胞受損，導致血塊形成使腦栓塞或腦出血，即發生第6種腦中風。

7.痛風：除了上述外，糖尿病人的尿酸也較正常人不易排出體外，可能是個人體質因素，可能因喝酒或吃很多的肉，當尿酸聚積過多，不僅會引起痛風、腎結石，更會影響心臟血管的病變。

這就是為什麼要控制糖尿病的原因，維持正常的血糖，可大大的降低或延緩糖尿病程的演進，不管是對急性併發症或慢性併發症，都是直接而有效的控制。

足部

　　腳是離心臟最遠的部位，血流也是最容易受糖尿病所影響。因神經病變，神經受損，因此對於壓覺跟痛覺的反應遲鈍，常覺得手腳麻麻的，像是戴了手套、穿了長襪一樣，常常被熱水燙傷都不知道。

　　又血液到足部的量減少、加上血管粥狀硬化，若是有傷口，癒合的情況就會較延緩，也因為如此，血液循環減少，更容易使傷口感染，更嚴重的甚至截肢以免因感染引起敗血，危及生命，因此糖尿病人的足部護理，是糖尿病人教育重要的一環。

　　首先，每天要檢查雙腳，看趾甲、趾間及足底部位是否有雞眼、水泡、紅腫、潰瘍、型痕及顏色的變化，假如看不清楚時，可用鏡子或請家人幫忙檢查。

　　每天要洗腳，用溫水及無刺激性肥皂或清潔乳洗腳。洗腳時，水溫要適中，用手肘部分去試溫度，切莫用手及腳去試溫度。因為慢性併發症的影響，便會對冷熱感覺遲鈍，有些患者都被湯傷了，自己還不知道，洗好後，用柔軟毛巾輕輕擦拭，尤其趾間部，更須保持乾燥。

　　皮膚護理：不要用熱水袋、小電毯或其他熱源直接置於腳部保溫。避免燙傷自己，自己卻沒有感覺到，有些人

若皮膚乾燥，可以用潤滑乳液滋潤皮膚，若皮膚過分潮濕，可用少量的爽身粉，但是有香港腳就必須請教醫師。

趾甲護理：用趾甲刀剪趾甲，不要用尖的小剪刀，避免剪傷，再用銼刀磨趾甲，剪趾甲時，不要剪到深入趾甲的兩角。若趾甲往溝內長或變厚，不可自己處理，要去醫師那兒，請專家處理。

穿鞋方面：鞋的大小要適中，穿質軟的圓頭鞋子，勿打赤腳走路或穿拖鞋、涼鞋出門。每天穿鞋時要檢查鞋內有無異物，若是新鞋，則要注意鞋子有無粗糙的表面和不平滑的邊。至少要有兩雙鞋供替換，以保持鞋子的乾燥。一定要穿上襪子，襪子要選能吸汗、保暖的為佳，鞋帶要綁好，但不能太緊，以免摩擦起水泡，還有就是每天都要換洗襪子，養成良好的衛生習慣。

最後，糖尿病患請不要抽菸，抽菸會使血管收縮，更不利於足部循環，應列為禁忌。

在台灣，糖尿病患的截肢，通常都是因腳部的小傷口，沒有妥善的處理，加上周邊血管病變、感染，而導致下肢壞死或引起敗血。因而必須截肢以求保命，所以糖尿病患的足部護理，是保護病人的基本教育。

眼睛

美國失明的最主要原因，是糖尿病。糖尿病影響眼睛小至屈光的異常，大至失明，侵犯的範圍包括角膜、晶體、視神經、視網膜、眼虹、眼外肌及眼眶，甚至於鄰近的副鼻竇腔。

糖尿病病人常會因全身及局部的抵抗力減弱，而在眼瞼部分產生反反覆覆的化膿性發炎，眼虹彩部分新生血管及結膜下出血。

糖尿病病人也常發生屈光異常；由於高血糖，引起水分滯留在晶體內，接著眼睛的屈光不正而成為近視眼。本來遠方的東西清晰可見，忽然模糊不清，須用近視眼鏡來矯正。或突然不用戴眼鏡也能看得清楚時，不要以為是糖尿病比較好了或者是什麼奇蹟出現。這種現象會隨血糖上下而改變，當糖分減少時，又恢復原狀了，故病人不宜在血糖未控制平穩前，改變眼鏡的度數。

青光眼、白內障罹患的機率增加，可能跟患者的年齡大、糖尿病期長短、血糖控制不良、眼壓改變、高血壓、血液的供給量減少等有關。

而失明是糖尿病視網膜病變的結果，即眼底病變。它從眼睛的網膜部分的小血管開始——血管擴大、微血管彎

曲、新生血管慢慢波及到較大的血管和網膜，嚴重的話，可造成失明。

患者平時對眼睛的保健，應該先把血糖，血壓控制得當，定期做眼部檢查，如有下面症狀時，請盡速求醫：

1.經醫師診斷為視網膜新生血管超過視盤的1/3以上時。

2.或診斷為玻璃體或網膜前出血合併網膜血管新生。還有一些病人的視力模糊跟血糖無關，或者眼前出現了黑點、網狀物或閃亮點。甚至會突然看不到及懷孕的婦女，都需要做檢查。

糖尿病人的眼睛病變，須靠醫護人員，在發現有糖尿病時，給予早期診斷、早期治療的衛教觀念。否則若是喪失治療時機時，後果將不堪設想。

病人自我照顧方面，仍是以飲食、運動、藥物來控制好血糖。也唯有如此，才能使身體保持最佳狀況，以緩和病情的惡化。

心臟病

衛生署公布的民國87年，國人主要死亡原因，心臟病排名第三，而患有糖尿病的人比正常人更容易得到，為正常人的2~6倍。糖尿病患不可不注意心臟病的發生原因，先做適當的預防。

因為糖尿病是全身性的慢性疾病，所以患者除了血糖高外，也伴隨有高血壓、高尿酸、高膽固醇、高血脂。就好像好兄弟一樣，如影隨形。慢慢的糖尿病的慢性併發症就一一出現，由於高膽固醇、高血脂、血糖又高，造成血管逐漸硬化，動脈也呈現粥腫樣病變，加上高血壓時，患者會有心肌梗塞、狹心症的出現。

心臟血管疾病的成因，首要的就是脂肪代謝異常，第二個原因是尼古丁濫用，也就是抽菸，第三個原因是高血壓，第四個原因是糖尿病，第五個原因是高尿酸血症，第六個是肥胖。因此我們可以做的就是：均衡飲食、避免吃油炸食物、不抽菸、有糖尿病的人要控制的血糖，血壓高的人要控制好血壓，不喝酒、體重維持在理想體重範圍內，正常規律的作息。

從心臟血管疾病的成因來看，與糖尿病有關的，就有五項。除抽菸外，糖尿病與心臟病有著密不可分的因果關

表1 台灣地區主要死亡原因

（民國87年）

順位	死亡原因	死亡人數	每十萬人口死亡率	死亡百分比%
	所有死亡原因	121,946	558.47	100.00
1	惡性腫瘤	29,260	134.00	23.99
2	腦血管疾病	12,705	58.18	10.42
3	心臟疾病	11,030	50.51	9.04
4	事故傷害	10,973	50.25	9.00
5	糖尿病	7,532	34.49	6.18
6	慢性肝病及肝硬化	4,940	22.62	4.05
7	肺炎	4,447	20.37	3.65
8	腎炎、腎病症候群及腎變性病	3,435	15.73	2.82
9	高血壓性疾病	2,273	10.94	1.86
10	自殺	2,177	9.97	1.79
	其他	33,174	151.93	27.20
11	支氣管炎、肺氣腫及氣喘	1,987	9.10	1.63
12	結核病	1,513	6.93	1.24
13	敗血症	1,270	5.82	1.04
14	胃及十二指腸之潰瘍	988	4.52	0.81
15	先天性畸形	826	3.78	0.68

註：台灣地區年中人口數計21,835,703人，男性11,203,586人，
　　女性10,632,117人。

資料來源：行政院衛生署。

表2 台灣地區男性居民主要死亡原因

順位	死亡原因	死亡人數	每十萬人口死亡率	死亡百分比%
	所有死亡原因	75,815	676.70	100.00
1	惡性腫瘤	18,779	167.62	24.77
2	事故傷害	8,183	73.04	10.79
3	腦血管疾病	7,517	67.09	9.91
4	心臟疾病	6,483	57.87	8.55
5	慢性肝病及肝硬化	3,627	32.37	4.78
6	糖尿病	3,615	32.27	4.77
7	肺炎	2,915	26.02	3.84
8	腎炎、腎病症候群及腎變性病	1,830	16.33	2.41
9	自殺	1,439	12.84	1.90
10	支氣管炎、肺氣腫及氣喘	1,252	11.17	1.65
	其他	20,175	180.08	26.61
11	結核病	1,231	10.99	1.62
12	高血壓性疾病	1,183	10.56	1.56
13	胃及十二指腸之潰瘍	699	6.24	0.92
14	敗血症	692	6.18	0.91
15	源於周產期之病態	481	4.29	0.63

註：台灣地區年中人口數計21,835,703人，男性11,203,586人。

表3 台灣地區女性居民主要死亡原因

順位	女 死亡原因	死亡人數	性 每十萬人口 死亡率	死亡百分比 %
	所有死亡原因	46,131	433.88	100.00
1	惡性腫瘤	10,481	98.58	22.72
2	腦血管疾病	5,188	48.80	11.25
3	心臟疾病	4,547	42.77	9.86
4	糖尿病	3,917	36.84	8.49
5	事故傷害	2,790	26.24	6.05
6	腎炎、腎病症候群 及腎變性病	1,605	15.10	3.48
7	肺炎	1,532	14.41	3.32
8	慢性肝病及肝硬 化	1,313	12.35	2.85
9	高血壓性疾病	1,090	10.25	2.36
10	自殺	738	6.94	1.60
	其他	12,930	121.61	28.03
11	支氣管炎、肺氣腫 及氣喘結核病	735	6.91	1.59
12	敗血症	578	5.44	1.25
13	先天性畸形	388	3.65	0.84
14	源於周產期之病態	336	3.16	0.73
15	胃及十二指腸之 潰瘍	289	2.72	0.63

註：台灣地區年中人口數計21,835,703人，女性10,632,117人。

12 急慢性併發症❖183

表4 台灣地區65歲以上老年人口主要死亡原因

（民國87年）

順位	死亡原因	死亡人數	每十萬人口死亡率	死亡百分比%
	所有死亡原因	76,352	428,668	100.00
1	惡性腫瘤	16,686	93,681	21.85
2	腦血管疾病	9,560	53,673	12.52
3	心臟疾病	8,410	47,217	11.01
4	糖尿病	5,549	31,154	7.27
5	肺炎	3,790	21,278	4.96
6	腎炎、腎病症候群及腎變性病	2,600	14,597	3.41
7	事故傷害	2,383	13,379	3.12
8	高血壓性疾病	1,869	10,493	2.45
9	慢性肝病及肝硬化	1,744	9,791	2.28
10	支氣管炎、肺氣腫及氣喘病	1,616	9,073	2.12
	其他	22,145	124,330	29.00
11	結核	1,138	6,389	1.49
12	敗血症	991	5,564	1.30
13	胃及十二指腸之潰瘍	834	4,682	1.09
14	自殺	584	3,279	0.76
15	貧血	90	505	0.12

註：65歲以上年中人口數計1,781,144人，男性961,667人，女性819,476人。

資料來源：行政院衛生署。

表5　台灣地區65歲以上男性老年人口主要死亡原因

（民國87年）

順位	男 死亡原因	性 死亡人數	每十萬人口死亡率	死亡百分比%
	所有死亡原因	44,598	4637.57	100.00
1	惡性腫瘤	10,939	1137.50	24.53
2	腦血管疾病	5,374	558.82	12.05
3	心臟疾病	4,566	474.8	10.24
4	糖尿病	2,465	256.33	5.53
5	肺炎	2,455	255.29	5.5
6	事故傷害	1,623	168.77	3.64
7	腎炎、腎病症候群及腎變性病	1,357	141.11	3.04
8	支氣管炎、肺氣腫及氣喘	1,023	106.38	2.29
9	慢性肝病及肝硬化	947	98.47	2.12
10	結核病	937	97.43	2.10
11	其他	12,912	1342.67	28.95
12	高血壓性疾病	921	95.77	2.07
13	胃及十二指腸之潰瘍	565	58.75	1.27
14	敗血症	511	53.14	1.15
15	自殺	395	41.07	0.89
16	腦膜炎	49	5.10	0.11

註：65歲以上年中人口數計1,781,144人，男性961,667人。

表6　台灣地區65歲以上女性老年人口主要死亡原因

（民國87年）

順位	女性 死亡原因	死亡人數	每十萬人口死亡率	死亡百分比%
	所有死亡原因	31,754	3874.92	100.00
1	惡性腫瘤	5,747	701.30	18.10
2	腦血管疾病	4,186	510.81	13.18
3	心臟疾病	3,844	469.08	12.11
4	糖尿病	3,084	376.34	9.71
5	肺炎	1,335	162.91	4.20
6	腎炎、腎病症候群及腎變性病	1,243	151.68	3.91
7	高血壓性疾病	948	115.68	2.99
8	慢性肝病及肝硬化	797	97.26	2.51
9	事故傷害	760	92.74	2.39
10	支氣管炎、肺氣腫及氣喘	593	72.36	1.87
11	其他	9,217	1124.74	29.03
12	敗血症	480	58.57	1.51
13	胃及十二指腸之潰瘍	269	32.83	0.85
14	結核病	201	24.53	0.63
15	自殺	189	23.06	0.60
16	貧血	52	6.35	0.16

註：65歲以上年中人口數計1,781,144人，女性819,476人。

係，而心臟血管粥腫樣病變，正是糖尿病的併發症之一。

　　由於醣類的代謝異常，影響到脂肪的代謝也發生異常，不僅血糖高，膽固醇、血脂肪都高。慢慢地，血管就成粥腫樣硬化。若我們能掌握病因，控制好血糖，再加上減少膽固醇高的食物，減少油炸的食物，不抽菸、不喝酒，把各個致病因子去除掉，那麼應該可以使糖尿病的併發症之一的心臟病罹患率降低。

腦中風

　　腦血管疾病是國人自民國55年以來，名列第一、二的十大死因。由於高血壓防治，在台灣做得比較早，也比較徹底，所以大部分的病人都知道，高血壓沒有治療好，會引起腦中風的後遺症。但對於糖尿病的認識卻非常有限，今年（民國88年）衛生署公布的國人十大死因，糖尿病已躍升至前五名。其實糖尿病也是引起腦中風重要的原因之一，因此加起來受害人口可能居第一位。

　　糖尿病人的腦中風常常是漸漸發生的，而且以血管阻塞居多，再加上有高血壓時，中風的機會就會大增。而中風一次以後，更要注意預防工作，因為第二次、第三次中風的機會仍然很大，雖說亡羊補牢，為時未晚，仍要做預防的工作。

　　糖尿病人的血液，不僅血糖高、膽固醇高、血脂肪高連黏度都高。這會造成血管粥樣硬化，變得沒有彈性，血液流通量減少。若發生在腦部時，會造成血管栓塞，即腦中風。這是血管阻塞的狀況，另一種狀況則是血流速度加快，血壓上升，血管壁無法承受壓力而破裂。糖尿病人的腦中風以血管栓塞為主。

　　要預防控制腦中風的發生，應隨時監測血壓及血糖，

飲食、藥物、運動三方面則要遵循醫護人員的衛生教育來配合。一般這樣的患者，飲食原則為：定時定量，吃各式各類食物不偏食，維持理想體重，選擇富含纖維質高的食物，少吃含脂肪及膽固醇高的食物，少吃含鹽分高的食物，多吃含鈣豐富的食物。

神經病變

糖尿病的神經病變，隨著罹患時間增長，慢慢出現症狀。發生神經病變的原因：血糖控制不理想爲其主要因子，引起代謝與血管的變化，其他相關因素還有遺傳、環境、機械性傷害等。

由於神經遍布全身，我們將神經病變區分爲三類：

1.**末梢對稱性神經病：**有混合型，以感覺神經病變爲主的，以運動神經病變爲主及以自主神經病變爲主四小類。

2.**近端對稱性運動神經病變。**

3.**局部及多處局部神經病變：**又分不對稱性近端運動神經病變、顱神經病變、肋間及其他單一神經病變、壓迫性神經病變。這種分類是Brown及Asbury等人提出的，對患者可能不夠貼切，我們用實際的症狀來看：

1.感覺神經方面：發麻、無疼痛或觸感等，像患者的手腳都會麻麻的像是戴了手套及穿著長襪。有時對疼痛及觸感有異常的反應，像刺刺的、灼熱感等。

2.運動神經方面：手腳較不靈活，因爲震動感、方向感不好，因此可能無法維持身體的平衡，造成感覺性的步伐不穩，甚至無法自行站立或走階梯。

3.自主神經方面：流汗異常（過多或過少）、皮膚乾燥、姿勢性頭暈、昏眩、眼睛對黑暗適應不良，並且無法忍受亮光、容易尿急，並有失禁的現象。腸胃方面會有嘔吐、腹瀉或便秘的情形，至於性方面會有陽痿及無法射精等狀況發生。

發生神經病變的原因，可能是因血糖高，會使神經活動細胞的傳導速度減慢。如果病變繼續發展下去，可能會造成細胞的傷害如前述症狀，剛開始有手腳麻麻的感覺，隨著病程演進，又沒有適當的治療時，慢慢的對疼痛、觸感有異常的反應，甚至無法維持身體的平衡等。

神經病變的治療與預防：糖尿病的併發症，早期發生時，只要將血糖控制好，症狀多半都有好轉的趨勢。但若讓它繼續惡化下去，就造成永久性的傷害，神經病變也不例外，所以，只有早期治療才能獲得較佳的效果。

腎臟

　　糖尿病是造成慢性血液透析(即長期洗腎)的主要原因之一。糖尿病在發病後，腎臟會增加20％~25％的重量，是來自於細胞的肥大，但其數目並沒有增加。因為剛開始發病時，精密的人體自我調適，以供正常生理所需，腎臟功能亢進，使得腎臟球濾過率增加了20％~30％，但腎臟的血流量，並沒有增加。

　　慢慢地，因血糖高、腎絲球及其他血管都有特殊的變化，腎絲球有結節及廣泛的微血管間腎硬化，有時有滲出性或纖維性變化以及基膜滴狀變化。我們的腎臟有數以萬計的腎絲球，它們的主要功能就是過濾尿液，如果腎絲球廣泛地發生硬化的話，那麼我們的廢物就無法排泄出去，這些廢物越積越多，就造成尿毒症。尿毒症發生，會有高血鉀、體液過多、心臟衰竭，這時除了腎臟的移植外，洗腎是唯一的治療方式。

　　定期血液、尿液等腎功能的檢查，有助於了解糖尿病併發症——腎病變的狀況。在飲食方面給予低蛋白飲食，減少腎臟負擔，控制血糖方面，可能減少口服藥物，改用注射胰島素，避免體內的藥物劑量太高卻又排不出去。直接注射的胰島素是一種蛋白質，會被身體吸收，維持正常

的血糖、血壓。

　　當病人很久沒有做腎功能檢查時，又常發生低血糖時，很可能他已經有腎衰竭的現象，要趕快檢查他的腎功能，而不是單單減少藥物劑量，須了解病人為什麼會發生低血糖。當病人已確定腎衰竭後，能做的就是飲食——低蛋白飲食。藥物方面除了血糖外，血壓也要控制好，一旦病人有昏睡、嘔吐等狀況時，已瀕臨尿毒症了，適時的洗腎或腎臟移植，才能保住性命。

國民健康系列
防治糖尿病完全手冊

1999年11月初版   定價：新臺幣200元
2005年11月初版第四刷
有著作權・翻印必究
Printed in Taiwan.

著　　者	洪	建	德
發　行　人	林	載	爵

出　版　者　聯經出版事業股份有限公司　　責任編輯　簡　美　玉
台北市忠孝東路四段５５５號　　校　　對　陳　秀　容
台北發行所地址：台北縣汐止市大同路一段367號
　　　　　電話：（０２）２６４１８６６１
台北忠孝門市地址：台北市忠孝東路四段561號1-2F
　　　　　電話：（０２）２７６８３７０８
台北新生門市地址：台北市新生南路三段９４號
　　　　　電話：（０２）２３６２０３０８
台中門市地址：台中市健行路３２１號
台中分公司電話：（０４）２２３１２０２３
高雄門市地址：高雄市成功一路３６３號
　　　　　電話：（０７）２４１２８０２
郵政劃撥帳戶第０１００５５９－３號
郵　撥　電　話：２６４１８６６２
印　刷　者　雷射彩色印刷公司

行政院新聞局出版事業登記證局版臺業字第0130號

國家圖書館出版品預行編目資料

防治糖尿病完全手冊 / 洪建德著 .
--初版--臺北市：聯經，1999年
206面；14.8×21公分 . -- (國民健康系列)
ISBN　957-08-2029-2(平裝)
〔2005年11月初版第四刷〕

Ⅰ. 糖尿病

415.85　　　　　　　　　　　88015427

保健叢書

●本書目定價若有調整，以再版新書版權頁上之定價爲準●